Sanjay Kumar Bharti
Ishwer Singh
Shambhu Ram Talukdar

Arquitetura macroscópica e histológica dos órgãos genitais femininos de aves indianas

Sanjay Kumar Bharti
Ishwer Singh
Shambhu Ram Talukdar

Arquitetura macroscópica e histológica dos órgãos genitais femininos de aves indianas

ScienciaScripts

Imprint

Cover image: www.ingimage.com

This book is a translation from the original published under ISBN 978-3-659-59508-0.

Publisher:
Sciencia Scripts
is a trademark of
Dodo Books Indian Ocean Ltd. and OmniScriptum S.R.L publishing group

120 High Road, East Finchley, London, N2 9ED, United Kingdom
Str. Armeneasca 28/1, office 1, Chisinau MD-2012, Republic of Moldova, Europe
Printed at: see last page
ISBN: 978-620-8-13133-3

Dedicado ao meu mais querido e honrado Maa Peeta jii e Naana Naani jii

RECONHECIMENTO

É um grande prazer e uma oportunidade de ouro para o autor reconhecer com sinceros agradecimentos e imenso sentido de dívida e deixar registada a nobre orientação, assistência, sugestões, encorajamento e ajuda a essas personagens sem as quais a conclusão bem sucedida do estudo nunca teria sido possível.

É com imenso prazer que o autor aproveita a oportunidade para expressar o seu sincero agradecimento e o seu profundo sentimento de gratidão e de dívida para com o seu orientador principal, o Dr. S.R. Talukdar, Ph.D., Professor Associado do Departamento de Anatomia e Histologia, pela sua orientação magistral, sugestões, supervisão constante, encorajamento e conselhos doutrinários para a conclusão do trabalho de investigação e do manuscrito.

As palavras de que o autor dispõe não são adequadas para exprimir a sua extrema reverência e gratidão ao Dr. S.N. Kalita, Ph.D., Professor e Diretor do Departamento de Anatomia e Histologia, pelo seu constante encorajamento e valiosas sugestões durante o estudo.

O autor está extremamente grato aos membros do Comité Consultivo, Dr. (Mrs.) Kabita Sarma, Ph.D., Professor Associado, Departamento de Anatomia e Histologia; e Dr. B.C. Deka, Ph.D., Professor e Chefe do Departamento de Ginecologia, Obstetrícia e I.A. pela sua orientação esclarecedora, supervisão meticulosa, aconselhamento construtivo e apreciação crítica ao longo da presente investigação, na qualidade de membro do Comité Consultivo. O autor manifesta também a sua gratidão ao Conselho Indiano de Investigação Agrícola (ICAR), Pusa, Nova Deli, pela atribuição da Bolsa de Investigação Júnior na disciplina de Anatomia e Histologia Veterinárias para a realização do Mestrado em Ciências Veterinárias, para a prossecução do trabalho de investigação. O autor expressa a sua gratidão ao Diretor de Estudos de Pós-graduação, A.A.U., e ao Reitor da Faculdade de Ciências Veterinárias, por terem disponibilizado as instalações e a ajuda necessárias durante o período de estudo e experimentação.

O autor expressa o seu profundo agradecimento à Dra. (Sra.) Munmun Sarma, doutorada, professora assistente do Departamento de Anatomia e Histologia; ao Dr. K.K. Sarma, doutorado, professor associado do Departamento de Cirurgia e Radiologia e ao Dr. P.C. Sarmah, doutorado, professor do Departamento de Parasitologia pelas suas valiosas sugestões, inspiração, conselhos doutrinários e ajuda durante o trabalho de investigação.

O autor está em grande dívida e expressa a sua gratidão ao Dr. M. Bhattacharya, Ph.D., Diretor, N.R.C. on Yak, ICAR, Dirang, Arunachal Pradesh, Dr. S. Borthakur, Ph.D., Professor, Departamento de Anatomia e Histologia, Dr. G. Baishya, Ph.D., Cientista Chefe, Estação de Investigação Pecuária, AAU, Mondira, Dr. M. Talukdar, Ph.D., Professor Assistente, Departamento de Anatomia e Histologia, pela sua ajuda, cooperação, sugestões valiosas e críticas construtivas durante o período de investigação.

São devidas palavras sinceras de apreço e agradecimentos sinceros ao Dr. R.N. Goswami, Reitor da Faculdade de Ciências Veterinárias de Khanapara, que dedicou o seu precioso tempo à análise e interpretação estatística.

O autor expressa a sua gratidão a Bubu e Neena pela sua ajuda com o seu computador. O autor estende a sua gratidão a todo o pessoal docente e não docente do Departamento de Anatomia e Histologia, C.V.Sc. pela sua ajuda atempada. Debajit Deka, Investigador Associado, J.P. Das, Chambal Konch, K.B.D. Choudhury, Samir, Sengupta, Kamal Sarma, Uttam, Sajeesh, Ansu Kumar Paswan, Subhash, Amit, Mobinur, Nawal, Himadri, Champak, Binod, Himangsu, Bhupen, Abdul Hafiz, P.R. Dutta, Biju, Vimal, Sudhir, Mangesh, Satyendra, Pritam, Kuntulika, Dipannita, Dipsikha, Chandralekha, Jayanta, Bonny, Padma, Anand Akela, Bhaskar e todos os seus colegas de turma e de albergue. classmates as well as hostelmates for their constant help, company and encouragement during study.Friendly and needy helps received from Dr. Sudarshan, Dr. Minashree, Dr. Naveen Verma, Dr. Nripesh, Dr. Deena Khan, Rajeev Ranjan, Pratish, Satish Nawal, Akhilesh, Kaushal, Rabindra, Manzarul, Amrita, Mirtunjay, Rakesh, Upadhya, Shobhana, Ramadhar, Sanjit, Sandeep pela sua inspiração e ajuda constantes durante todo o período de estudo.

O autor agradece humildemente o encorajamento, a inspiração e a invocação da sua mãe, mami, Er.

Uday Paswan, Sra. Geeta Mami, Chadrashekhar mama, Er. Muneshwar Prasad, Sra. Prabha Prasad, Dr. Shatrughan Prasad, Ad. Bharat Prasad, Er. N.K. Nishant, Mr. Abadhesh e Bhartendu Bhaiya. O autor exprime com orgulho a sua gratidão ao seu querido avô, à sua mãe, a Late Sardhu Paswan, aos seus tios, irmãs e irmãos, Amisha Bharti, Rahul, Chhotu, Ravi, Suraj, Binay, Chunchun e Dimpal, pelo seu apoio moral, encorajamento e inspiração durante todo o período de estudo.O autor estende o seu profundo sentimento de agradecimento e apreço especial aos seus queridos Golu, Sonu, Bharti, Phooltan jee pelo seu encorajamento afetuoso, sacrifícios e bênção, sem os quais o trabalho teria sido um sonho distante.

Nenhuma palavra de gratidão será capaz de exprimir o meu sentimento em relação à minha cara-metade, a Sra. **(advogada) Bindu** (força da minha vida), à minha doce filha **Shreeji Suhani** e ao meu querido e inteligente filho **Shresth,** pelos seus numerosos sacrifícios em todos os aspectos durante estes três anos e pela sua enorme compreensão, que me deram um impulso moral durante os meus estudos.

O autor expressa com toda a sinceridade a sua suprema reverência aos seus sempre respeitados e amados pais e Nana, Nani, **shri. Sarwan Paswan**, **Smt. Sita Paswan** e **Sri Soharai Paswan**, **Smt. Ramsakhi Devi**, sem cuja bênção e orientação, desde a infância, este trabalho não teria sido possível. Por último, mas não menos importante, o autor está em dívida para com todos os seus colaboradores, que estiveram por detrás da conclusão bem sucedida do trabalho, mas que poderão não ter sido aqui mencionados.

Sanjay Kumar Bharti

Local: Guwahati-22

RESUMO

O presente estudo foi realizado em vinte aves indianas adultas (Assam) aparentemente saudáveis no Departamento de Anatomia e Histologia, Faculdade de Ciências Veterinárias, Universidade Agrícola de Assam, Khanapara, Guwahati, para estabelecer as normas anatómicas das aves indianas adultas (Assam). Em seguida, foram sacrificadas, a cavidade abdominal foi aberta e as suas relações topográficas com outros órgãos foram estudadas. O sistema genital feminino foi então separado da cavidade corporal e a sua anatomia macroscópica foi estudada e os diferentes valores biométricos de cada parte foram registados. Os tecidos para estudos histomorfológicos e histoquímicos foram colhidos de cada órgão e fixados em solução de formalina neutra tamponada a 10% e processados. Os tecidos incluídos em parafina foram cortados com uma espessura de 4-6 pm e corados de acordo com os métodos de coloração padrão.

O ovário de uma fêmea adulta de ave indiana (Assam) assemelhava-se a um cacho de uvas e era constituído por vários milhares de folículos nos seus diferentes estádios de desenvolvimento. Localizava-se na linha média dorsal do ceoloma e relacionava-se dorsalmente com a superfície ventral do lobo craniano do rim esquerdo e do pulmão esquerdo.

O infundíbulo era constituído por partes tubulares e em forma de funil. O magnum era o componente maior, mais longo e tortuoso do oviduto. O istmo era curto, estreito e parcialmente tortuoso. O útero era um saco curto e expandido com lúmen largo e estava localizado ventralmente ao sinsacro. A superfície externa do útero era marcada por fissuras transversais rasas. A vagina era um tubo muscular em forma de S e terminava na parte caudo-dorsal da cloaca, ou seja, no urodeum.

O ovário de uma fêmea adulta de ave indiana (Assam) estava coberto por uma camada única de epitélio escamoso com manchas de epitélio cuboidal simples. O parênquima ovárico estava diferenciado em córtex e medula ovárica. No córtex do ovário observavam-se folículos em diferentes estádios de desenvolvimento e a medula do ovário era constituída por uma rede de colagénio, fibras reticulares e elásticas com vasos sanguíneos e linfáticos e fibras nervosas.

A membrana basal das células da granulosa apresentou uma reação PAS positiva intensa e forte no stratum granulosum e na theca interna.

O oviduto de uma fêmea adulta de uma ave indiana (Assam) era constituído por cinco partes, *nomeadamente* o infundíbulo, o ímã, o istmo, o útero e a vagina.

A parede de todo o oviduto era constituída por túnica mucosa, túnica submucosa, túnica muscular e túnica serosa. No entanto, devido à ausência da lâmina muscular da mucosa, a lâmina própria misturava-se com a túnica submucosa subjacente.

O revestimento mucoso do infundíbulo, do útero e da vagina era revestido por epitélio colunar pseudo-estratificado ciliado, enquanto que o magnum e o istmo eram revestidos por epitélio colunar ciliado simples.

As pregas mucosas primárias, secundárias e terciárias foram observadas no infundíbulo e no istmo, enquanto as pregas primárias e secundárias foram observadas nas outras partes tubulares.

A lâmina própria de todas as partes tubulares estendia-se até às pregas da mucosa e era rica em fibras colagénicas, reticulares e elásticas. Os vasos sanguíneos e linfáticos e as fibras nervosas também estavam presentes na lâmina própria-submucosa.

A túnica muscular de todos os órgãos tubulares era composta por camadas musculares lisas circulares internas e longitudinais externas.

A túnica serosa de todas as partes tubulares revelou a presença de tecido conjuntivo frouxo constituído por colagénio, fibras reticulares e elásticas, fibras nervosas, vasos linfáticos e sanguíneos.

A reação PAS positiva no infundíbulo e no útero foi intensa na parte apical do epitélio de revestimento, moderada na parte central das pregas e na lâmina própria da submucosa e fraca nas camadas da túnica muscular e da túnica serosa.

No magno, a reação positiva ao PAS foi intensa nas partes glandulares, forte no epitélio de revestimento e na parte central das pregas mucosas. O istmo e a vagina apresentaram uma reação PAS positiva intensa no epitélio de revestimento e nas células glandulares da lâmina própria-submucosa.

ÍNDICE DE CONTEÚDOS

Capítulo 1
INTRODUÇÃO

A agricultura e a criação de animais constituem a espinha dorsal da economia indiana e representam 35% do rendimento nacional bruto do nosso país. O valor dos produtos avícolas foi estimado em 7 800 milhões de rúpias em 1995.

Durante as últimas décadas, a Índia alcançou uma posição significativa no sector das aves de capoeira. Com uma produção anual de 30 mil milhões de ovos, a Índia emergiu como o quinto maior país produtor de ovos do mundo. A Índia produz 659 mil toneladas de carne de aves de capoeira contra 43 567 mil toneladas da produção mundial de carne de aves de capoeira e 1123 mil toneladas da produção asiática de carne de aves de capoeira, alcançando assim a posição 22nd no que respeita à produção de carne de aves de capoeira (Annon, 1977). A indústria avícola contribui com cerca de 75.000 milhões de rupias para a produção interna bruta (PIB) da Índia.

Na Índia, devido ao rápido crescimento da população e à restrição dos recursos terrestres, aumentou o fosso entre a procura e a disponibilidade de alimentos de origem animal no país. De acordo com o Comité Consultivo em matéria de Nutrição do ICMR, a dieta média indiana deveria incluir meio ovo por pessoa e por dia. Por conseguinte, o país deve ter por objetivo produzir 183 ovos por pessoa e por ano. Mas a disponibilidade atual é de apenas 36 ovos por pessoa por ano (Annon, 1999). Também pode ser pertinente notar que um indivíduo adulto necessita de 34 g de carne por dia, tal como recomendado pelo ICMR, e atualmente só é possível fornecer 14 g (Salvi, 1978). A única solução para reduzir esta diferença entre a procura e a oferta consiste em aumentar a produção.

Com um intervalo de geração curto e uma elevada eficiência de conversão alimentar, a indústria avícola promete contribuir grandemente para o esforço do país no sentido de satisfazer a procura sempre crescente de alimentos de origem animal. Por conseguinte, nos últimos anos, surgiram numerosas explorações avícolas exóticas organizadas, de grande e pequena escala, com este objetivo. No entanto, as massas pobres das zonas rurais não beneficiam destas indústrias. As populações rurais pobres da Índia têm uma tradição de criação de aves de capoeira indígenas no sistema de criação em quintal e têm sido uma economia de apoio. A criação de aves de capoeira autóctones é adequada para os aldeões pobres, uma vez que se trata de uma atividade sem recurso a factores de produção.

A Índia possui cerca de 20 milhões de galinhas indígenas que produzem 1200 milhões de ovos (Singh, 1996). De acordo com o Recenseamento Geral da Pecuária (1987), a produção total de aves de capoeira em Assam foi de 11 451 000 aves, das quais 7 393 são galinhas indígenas e 1 154 são patos melhorados (Anónimo, Poultry Industry Year Book, 1997). No caso das aves indianas adultas (Assam), existem alguns condicionalismos, tais como o aumento do custo dos alimentos para animais, as condições agro-climáticas quentes e húmidas caracterizadas por chuvas intensas e agravadas por uma elevada infestação parasitária, que dificultam estas tentativas. Só as galinhas indígenas podem ultrapassar este tipo de problemas. As principais razões da sua popularidade entre os criadores rurais de aves de capoeira são

(1) Estas aves de capoeira indígenas têm a capacidade de se adaptarem às condições agro-climáticas da Índia (Assam).

(2) São altamente resistentes a doenças causadas por parasitas, bactérias, vírus ou quaisquer outros agentes que são altamente prevalecentes devido às condições agro-climáticas extremas da Índia (Assam).

(3) A galinha indígena é um elemento importante dos agricultores pobres, marginais e sem terra da Índia (Assam) e é um símbolo da relação simbiótica entre o animal e o ser humano, uma vez que a sua alimentação se limita apenas aos resíduos domésticos.

(4) A população da Índia (Assam) prefere a carne e os ovos de aves de capoeira autóctones às raças exóticas de galinhas. Além disso, o tipo de carne magra das aves de capoeira locais também satisfaz as exigências das

pessoas modernas preocupadas com a saúde.

Não existe um estudo científico adequado sobre a galinha indiana, especialmente para a exploração da sua produtividade e das suas caraterísticas favoráveis. Mais uma vez, é um facto que o sistema genital feminino das aves desempenha um papel fundamental na reprodução e na produção de ovos, mas não existe um estudo anatómico pormenorizado dos órgãos do sistema genital feminino de uma ave indiana adulta (Assam). Tendo em conta os factos acima referidos, a presente investigação foi realizada com os seguintes objectivos

1. Estudos anatómicos macroscópicos e biométricos do sistema genital feminino de uma ave indiana adulta (Assam).
2. Estudos histomorfológicos e micrométricos sobre o sistema genital feminino de uma ave indiana adulta (Assam).

Capítulo - 2
REVISÃO DA LITERATURA

2.1 BRUTO

2.1.1 Ovário

Gray (1930) relatou que após 3-4 meses de idade o comprimento do ovário atingiu o tamanho máximo de cerca de 2 cm de comprimento e 1 cm de diâmetro.

Grau (1943) observou que o ovário esquerdo adulto da galinha era alongado, achatado e oval, com extremidades cranianas arredondadas e alargadas transversalmente e uma extremidade caudal mais pontiaguda. Tinha cerca de 3 cm de comprimento craniocaudal, 2 cm transversalmente e 3,5 mm a 10 mm dorsoventralmente.

Bennett (1947) referiu que o ovário das galinhas muda de tamanho e peso desde a eclosão até à maturidade.

Romanoff e Romanoff (1949) referiram que o peso do ovário de postura era de cerca de 50 gms.

Deol (1955) referiu que o ovário das aves domésticas estava ligado à parede dorsal do corpo por uma prega de peritoneu, o mesovário, que continha tecido conjuntivo fibroso, músculo liso, vasos sanguíneos e fibras nervosas.

Sturkie (1965) observou que o ovário esquerdo estava situado no lado esquerdo do corpo na extremidade cefálica do rim e estava ligado à parede do corpo pelo mesovário, o ovário funcionalmente maduro da galinha estava disposto com uma hierarquia óbvia de folículos e o seu peso médio total era de 20-30 gms.

King e McLelland (1975) referiram que o ovário esquerdo da galinha adulta ocupava a linha média dorsal do ceoloma e sobrepunha-se ao rim e ao pulmão esquerdos.

Nickel *et al.* (1977) relataram que o ovário da galinha adulta tinha um grande número de folículos com um diâmetro de 3-10 mm.

Dyce et al. (1987) relataram que o ovário maduro se assemelhava a um cacho de uvas e estava amplamente ligado à divisão cranial do rim esquerdo.

2.1.2 Oviduto

Giersberg (1922) relatou que o comprimento do oviduto era de cerca de 14 a 19 cm, com um comprimento e peso médios de cerca de 15 cm e 5 gm, respetivamente.

Romanoff e Ramanoff (1949) referiram que o comprimento do oviduto da galinha poedeira era de cerca de 42 a 65 cm.

Das et al. (1965) referiram que o comprimento total do oviduto do pato doméstico era de 32-36 cm.

Nickel et al. (1977) observaram que o comprimento do oviduto na galinha poedeira era de cerca de 60-70 cm.

Dyce et al. (1987) referiram que, nas aves domésticas, o oviduto estava suspenso do teto da cavidade corporal por uma prega peritoneal (mesoviduto).

Naragude *et al.* (1999) referiram que, em Rhode Island Red adultos, o comprimento e a largura máximos do oviduto eram de 68,50 ± 0,39 cm e 4,70 ± 1,19 cm, respetivamente.

2.1.2.1 Infundíbulo

Giersberg (1922) e Ramanoff e Romanoff (1949) referiram que o comprimento total do funil e das regiões tubulares do infundíbulo das aves variava entre cerca de 4 e 10 cm, com um comprimento total médio e um diâmetro (da abertura do funil) de 7 a 9 cm e 9 cm, respetivamente.

Richardson (1935) relatou que a parede da parte tubular do infundíbulo era mais espessa do que a do funil, mas mais fina do que qualquer outra parte do oviduto.

King e McLelland (1975) observaram que o infundíbulo das galinhas domésticas tinha dois componentes: uma parte em forma de funil com cerca de 7 cm de diâmetro e uma parte tubular com cerca de 9 cm de comprimento.

Nickel *et al* (1977) referiram que o infundíbulo em forma de funil tinha uma abertura com cerca de 8 cm de diâmetro.

2.1.2.2 Magnum

Romanoff e Romanoff (1949) referiram que o magnum era o componente mais enrolado do oviduto. Na galinha poedeira, o comprimento variava entre 20 e 48 cm, com um comprimento e um diâmetro médios de cerca de 34 cm e 2 cm, respetivamente. King e McLelland (1975) referiram que o magnum das galinhas domésticas era a parte mais longa e enrolada do oviduto, com cerca de 34 cm de comprimento.

Dyce et al. (1987) observaram que o magnum da galinha doméstica era muito enrolado e media cerca de 30 cm de comprimento.

Sarma e Sarma (2001) referiram que o comprimento máximo do tronco magno das aves locais de Assam (20 a 24 semanas de idade) era de 24,76 ± 0,03 cm.

2.1.2.3 Istmo

Giersberg (1922) e Romanoff e Romanoff (1949) referiram que o istmo da galinha poedeira era curto, de diâmetro reduzido e o seu comprimento variava entre 4 e 12 cm. O comprimento e o diâmetro eram de cerca de 8 cm e 1 cm, respetivamente.

King e McLelland (1975) observaram que o istmo era curto e tinha cerca de 8 cm de comprimento nas galinhas domésticas e era de calibre reduzido. Dyce et al. (1987) referiram que o istmo tinha cerca de 3 cm de comprimento e era demarcado do magnum por uma zona glandular (translúcida).

2.1.2.4 Útero

Surface (1912) relatou que a parede do útero era um pouco mais fina do que a do istmo e do magno.

Giersberg (1922) observou que o comprimento do útero variava de 4 a 12 cm, com um comprimento e diâmetro médios de cerca de 8 cm e 3 cm, respetivamente.

Fujii (1963) reconheceu que na porção caudal do útero havia uma região em forma de funil gradualmente afunilada (recessus uteri) que conduzia a uma junção uterovaginal abrupta e o interior da região terminal em forma de funil do útero formava uma zona estreita em forma de anel com cerca de 0,5 a 1,0 cm de largura.

King e McLelland (1975) referiram que o útero era uma região curta semelhante a um saco. O comprimento e o diâmetro eram de 8 cm e 3 cm, respetivamente. Dyce *et al.* (1987) referiram que o útero das galinhas domésticas era uma câmara de paredes mais finas, ligeiramente alargada, com 8 cm de comprimento.

2.1.2.5 Vagina

Surface (1912) referiu que a vagina era um ducto muscular curto e estreito, com um comprimento de cerca de 12 a 13 cm.

Giersberg (1922) referiu que a vagina das galinhas domésticas era um tubo muscular estreito, acentuadamente curvado numa forma de S essencial, e que, na galinha poedeira, o comprimento variava entre 4 e 12 cm. King e McLelland (1975) referiram que a junção do útero com a vagina era marcada por um esfíncter que pertence ao início da vagina. A vagina era fixada por músculo liso e tecido conjuntivo em forma de S permanente e tinha cerca de 8 cm de comprimento nas galinhas domésticas.

Sturkie e Mueller (1976) referiram que o oviduto da galinha poedeira terminava finalmente na parte caudodorsal da cloaca.

2.2 HISTOLOGIA

2.2.1 Ovário

McNally (1943) observou que a membrana perivitelina era uma camada acelular que separava a superfície apical do epitélio folicular da superfície externa do oócito.

Nalbandov e James (1949) observaram que os folículos eram constituídos por várias camadas, a teca externa, a teca interna, a membrana basal, a membrana granulosa ou epitélio folicular e a membrana ou camada pré-vetilina.

Benoit (1950) observou que as células intersticiais do ovário eram originárias de células medulares que, durante o desenvolvimento pós-nascimento, migraram para o córtex. Ele também relatou que as células intersticiais podem ocorrer como grupos ou ninhos na medula, no estroma cortical ou na teca folicular do ovário maduro.

Deol (1955a) descreveu que uma camada de tecido conjuntivo por baixo do epitélio germinativo era a túnica albugínea definitiva.

Deol (1955b) observou numerosos e minúsculos óvulos em desenvolvimento, com 30-400 pm de diâmetro, constituídos por núcleos centralizados ou vesículas germinais com um ou dois nucléolos (plasmossomas) e um conteúdo cromatínico difuso. Também relatou a presença de uma massa granular, o corpo de Balbiany, em cada óvulo de um lado da vesícula germinativa.

Bradely e Grahame (1960) observaram que a superfície do ovário estava coberta por um epitélio germinativo constituído por uma única camada de células cuja forma dependia da posição do ovário. Também registaram que o epitélio de superfície era constituído por células cuboidais, com cerca de 5 µm de largura, com núcleos vesiculares arredondados, mas que se tornavam quase escamosas nos folículos maiores.

Bellairs *et al.* (1963) referiram que apenas a camada interna da "membrana vitelina" envolvia a gema do ovo posto, uma vez que a camada externa só se formava após a ovulação.

Wyburn et al. (1965) dividiram a teca interna em três camadas: uma camada interna estreita de fibras de colagénio, uma camada média constituída predominantemente por fibroblastos e uma camada externa de células vacuoladas.

Guzsal (1966) relatou que o estigma era uma área semelhante a uma faixa da parede do folículo, situada em frente ao pedúnculo e era uma faixa simples, mas podia ter uma forma trifurcada.

Komarek e Prochazkova (1970) consideraram que a camada cortical se expandiu à custa da camada medular durante o desenvolvimento pós-eclosão, e que a medula e o córtex verdadeiros desapareceram, substituindo o termo zona vasculosa e zona parenquimatosa.

Dahl (1971) relatou que, no ovário maduro, as células intersticiais eram frequentemente encontradas no córtex porque a maior proporção delas se incorporava à glândula tecal.

Nickel et al. (1977) referiram que a superfície do ovário estava coberta por uma única camada de epitélio germinativo, parcialmente cuboidal e parcialmente colunar.

Dellmann e Carithers (1996) referiram que o epitélio de superfície do ovário era parcialmente constituído por células cuboidais simples e parcialmente por células colunares

Chandrasekhar Rao e Vijayaragavan (1999) referiram que a distinção entre o córtex e a medula não era evidente no ovário de pato. Foram observados folículos primários, secundários, terciários e quaternários. Foram observadas glândulas tecais na teca interna. Foram registados dois tipos de atresia folicular.

Chandrasekhar Rao e Vijayaragavan (1999) referiram que a reação PAS positiva no ovário do pato doméstico era intensa no citoplasma da membrana basal dos oócitos e na teca folicular dos folículos, moderada nas células da granulosa e fraca nas células intersticiais.

Parida et al. (2000) referiram que as áreas cortical e medular eram confluentes no ovário imaturo de codornizes japonesas. Um grupo de células intersticiais e mastócitos estavam presentes na teca dos folículos ováricos. Foram observadas fibras musculares lisas e fibras nervosas na teca folicular, tendo sido discutido o seu possível papel no processo de ovulação. A reação PAS foi intensa na gema dos oócitos, na membrana basal e nas tecas dos folículos ováricos maduros.

2.2.2 Oviduto

2.2.2.1 Infundíbulo

Surface (1912) observou três camadas de tecido na parede dos lábios infundibulares. O epitélio peritoneal cobria uma camada de tecido conjuntivo, no interior da qual se encontravam feixes dispersos de fibras musculares, que não se encontravam nitidamente delineados em camadas longitudinais e circulares. Internamente, a camada epitelial era revestida principalmente por células colunares ciliadas.

Richardson (1935) relatou que os lábios e a parede do funil do infundíbulo eram revestidos por um epitélio ciliado uniforme e com 30 µm de altura em galinhas.

Atken e Johnston (1963) observaram que as células epiteliais da mucosa eram constituídas por quatro tipos de células. Células ciliadas (não secretoras), células não ciliadas (células caliciformes secretoras de muco), células secretoras que não as células caliciformes secretoras de muco e células tubulares das glândulas, tendo sido observada uma reação PAS positiva no citoplasma luminal destas células. King e McLelland (1975) referiram que a parte tubular apresentava algumas glândulas tubulares ramificadas e convulsa, mas estas estavam confinadas à região adjacente ao magnum. Geetha *et al.* (1992) referiram que o oviduto das codornizes japonesas era constituído por uma camada de tecido conjuntivo mais externa, seguida de uma camada longitudinal e de uma camada circular interna. A lâmina própria era constituída maioritariamente por fibras elásticas e reticulares e formava o núcleo das pregas epiteliais e a lâmina própria estava cheia de glândulas tubulares simples.

Dellman (1993) referiu que o epitélio do infundíbulo era colunar pseudo-estratificado parcialmente ciliado e a túnica muscular era composta por feixes dispersos de músculo liso longitudinal e a submucosa estava dividida em pregas musculares primárias, secundárias e terciárias. Dellmann e Carithers (1996) relataram que o revestimento epitelial variava de colunar simples a colunar pseudoestratificado com células ciliadas e não ciliadas e células caliciformes. Parida et al. (2000) referiram que, no infundíbulo da codorniz japonesa, a mucosa da fímbria e do funil era revestida por células epiteliais colunares altas e ciliadas, enquanto o epitélio dos sulcos glandulares do funil era revestido por células colunares simples.

2.2.2.2 Magnum

Giersberg (1922) observou que havia 15 a 22 pregas primárias com pregas secundárias e terciárias adicionais na camada superficial do magno. Richardson (1935) relatou que a mucosa do magno era revestida por um epitélio constituído por células colunares ciliadas e células caliciformes secretoras. A altura do epitélio era de 10 a 25 µm. Nas células ciliadas, o núcleo era oval e central ao apicalmente localizado. Nas células secretoras, o núcleo era redondo e localizado na base.

King e McLelland (1975) relataram que as glândulas tubulares convolutas ramificadas na lâmina própria atingiram seu maior desenvolvimento no magnum. As suas células continham grandes grânulos eosinofílicos e tinham pequenos núcleos basais achatados.

Nickel *et al.* (1977) referiram que a membrana mucosa do magno continha numerosas glândulas tubulares convulsas, ramificadas e bem compactadas.

Banks (1986) relatou que a lâmina própria do magno continha numerosas glândulas tubulares ramificadas e era revestida por epitélio colunar e cuboidal.

Dellmann e Carithers (1996) referiram que o epitélio de superfície era colunar simples com células caliciformes, células ciliadas e glândulas tubulares enroladas ramificadas na propria-submucosa.

Naragude *et al.* (1999) referiram que os comprimentos das pregas primárias, secundárias e terciárias em RIR com 20 a 24 semanas de idade eram de 383,28 ± 14,80, 84,92 1,80, 22,64 ± 1,20 µm, respetivamente, e a espessura das camadas musculosa e serosa era de 20,36 ± 1,30 µm e 5,98 ± 4,48 pm, respetivamente.

2.2.2.3 Istmo

Richardson (1935) relatou que o epitélio de superfície do istmo era alto, com cerca de 25 pm de altura e consistia na alternância de células ciliadas e células glandulares secretoras. As células ciliadas mantiveram a sua forma colunar com um núcleo apical durante todo o ciclo secretor do istmo, sendo constrangidas por células glandulares adjacentes.

Aitken (1971), na sua investigação histoquímica, sugeriu que os grânulos de secreção na glândula tubular continham mucopolissacáridos neutros e proteínas contendo sulfatos.

King e McLelland (1975) relataram que as dobras do istmo eram menos proeminentes do que as do magnum e que o istmo apresentava dobras secundárias. King (1977) relatou que a altura da dobra primária era de 1,5 a 2,5 mm.

Banks (1986) referiu que o epitélio de superfície do istmo era revestido por células ciliadas colunares simples e que numerosas glândulas tubulares ramificadas se estendiam para a lâmina própria.

Dellmann (1993) referiu que a túnica muscular era constituída por uma camada muscular lisa circular interna e longitudinal externa e a túnica serosa era composta por tecido conjuntivo frouxo.

Dellmann e Carithers (1996) referiram que o epitélio de superfície era revestido por células colunares simples ciliadas e não ciliadas, e a lâmina própria da submucosa continha glândulas tubulares ramificadas simples que produziam a membrana da casca.

2.2.3 Útero / glândula da concha

Surface (1912) observou que a mucosa do útero era formada por numerosas pregas planas e descontínuas, em forma de folha, contendo glândulas tubulares ramificadas.

Richardson (1935) relatou que o epitélio de superfície, que tinha aproximadamente 30 µm de altura, consistia de uma única camada de células colunares com núcleos apicais e basais alternados. Estas células foram designadas como células apicais e basais.

Johnston *et al.* (1963) observaram que no epitélio de revestimento da parte estreita da glândula da concha (a junção istmo-uterina) não havia vacúolos e o conteúdo granular, PAS-positivo, preenchia a parte supranuclear das células.

Fujii (1963) referiu que a mucosa da porção terminal da glândula da concha tinha sido descrita como sendo diferente da mucosa da parte restante das glândulas da concha e tinha sido denominada recessus uteri.

Banks (1986) observou que a lâmina epitelialis mucosae era constituída por epitélio colunar pseudo-estratificado intermitentemente ciliado e que a sua atividade secretora era responsável pela formação da casca do ovo, bem como pela diluição dos albuminóides.

Dellman e Carithers (1996) observaram que o epitélio de superfície do útero era revestido por células colunares pseudo-estratificadas ciliadas e células secretoras e que a própria submucosa tinha glândulas tubulares simples enroladas.

2.2.4 Vagina/ Glândula hospedeira de esperma

Surface (1912) referiu que a mucosa da vagina apresentava numerosas cristas longitudinais estreitas e baixas e que a camada longitudinal externa era moderadamente desenvolvida, enquanto a camada circular interna era fortemente desenvolvida.

Richardson (1935) relatou que o epitélio superficial da mucosa consistia na alternância de células ciliadas com núcleos apicais e células glandulares não ciliadas, secretoras de muco, com núcleos basais. A altura do epitélio, especialmente sobre a crista das dobras, era maior do que a encontrada na glândula da concha, com cerca de 35 µm de altura.

Fujii (1963) observou que o cório de tecido conjuntivo estreito que reveste as pregas era desprovido de glândulas tubulares. A única exceção foi a glândula hospedeira de esperma, escassamente distribuída, encontrada na junção uterovaginal.

Nickel et al. (1977) referiram que a membrana mucosa da vagina era aglandular e o epitélio era do tipo colunar.

Banks (1986) referiu que a vagina era a região que se segue à glândula da concha e era desprovida de glândulas e tinha uma túnica muscular espessa.

Dellman e Carithers (1996) observaram que o epitélio de superfície da vagina era revestido por células colunares pseudo-estratificadas ciliadas com células secretoras.

Capítulo 3
MATERIAIS E MÉTODOS

O presente estudo foi efectuado em vinte aves indianas adultas aparentemente saudáveis *(Gallus domesticus)* de Assam. As aves foram adquiridas localmente e o peso vivo de cada ave foi registado no momento da aquisição.

As aves experimentais foram então levadas para o Department of Anatomy and Histology, College of Veterinary Science, Assam Agricultural University, Khanapara, Guwahati-22 e foram sacrificadas de acordo com a recomendação de Gracey (1986). Após o abate, as aves foram colocadas numa mesa de dissecação limpa, as penas foram retiradas e a pele e a fáscia foram reflectidas cuidadosamente sem perturbar os outros órgãos.

A cavidade abdominal de cada ave adulta indígena experimental foi exposta através de uma incisão ventromediana e, em seguida, as camadas musculares abdominais, o peritoneu e os sacos aéreos da região abdominal foram devidamente reflectidos. A localização e a posição topográfica dos órgãos do sistema genital feminino foram registadas. Em seguida, todo o sistema genital feminino foi separado do corpo das aves e o peso de todo o sistema genital, constituído por ovário, infundíbulo, ímã, istmo, útero e vagina, foi registado com a ajuda de uma balança eletrónica de prato único. As caraterísticas anatómicas grosseiras de cada órgão foram estudadas e as diferentes medidas biométricas, nomeadamente o comprimento, a largura e a espessura dos diferentes órgãos do sistema genital feminino, foram registadas com a ajuda de paquímetros de Vernier. Em seguida, cada órgão do sistema genital feminino foi separado e o seu peso, comprimento, largura e espessura individuais foram registados.

Após o registo dos valores biométricos, os órgãos genitais foram fixados em solução de formalina neutra tamponada a 10% durante 12 a 24 horas para o estudo histológico e histoquímico. Foram recolhidos pedaços de tecido com 3 a 5 mm de espessura das diferentes partes dos órgãos genitais femininos, que foram novamente colocados em solução de formalina neutra tamponada a 10 por cento para uma fixação adequada. Após a fixação correta, todas as amostras de tecido foram processadas segundo a técnica normalizada de processamento de tecidos preconizada por Luna (1968).

Os blocos de tecido incluídos em parafina foram cortados em micrótomo rotativo com uma espessura de 4 a 6 micrómetros e as secções foram posteriormente coradas com os métodos de coloração histológicos e histoquímicos padrão (Luna, 1968), tal como mencionado no presente documento.

(a) Coloração de hematoxilina e eosina de Mayer.
(b) Método de Mallory para o colagénio.
(c) Método de Gomori para o retículo.
(d) Método de Hart para fibras elásticas.
(e) Método McManus para o glicogénio (PAS).

Após a coloração, foram estudados o epitélio de superfície, a túnica albugínea, os diferentes folículos e as regiões cortical e medular do ovário. Foram registadas as caraterísticas histológicas do infundíbulo, do magno, do istmo, do útero e da vagina. Foram estudadas as distribuições das fibras do tecido conjuntivo em diferentes órgãos do sistema genital feminino.

A altura epitelial e a espessura da lâmina própria-submucosa, da túnica muscular e da túnica serosa de todos os órgãos tubulares foram registadas em secções coradas com hematoxilina e eosina (H & E), de acordo com os métodos padrão de micrometria (Culling, 1974). Os dados relativos aos parâmetros macroscópicos e histológicos foram analisados através de um método estatístico normalizado, tal como descrito por Snedecor e Cochran (1994).

Capítulo- 4

RESULTADOS EXPERIMENTAIS

No presente estudo, verificou-se que o sistema genital feminino de uma ave indiana adulta (Assam) era constituído por um ovário esquerdo bem desenvolvido, infundíbulo, magnum, istmo, útero e vagina (Fig. 4.7), que terminava finalmente no urodeum da cloaca.

4.1. ANATOMIA BRUTA

4.1.1 Ovário

O ovário maduro da ave indiana adulta (Assam) assemelhava-se a um cacho de uvas e estava presente ventralmente à superfície ventral do lobo cranial do rim esquerdo (Fig. 4.2). Estava ligado à divisão cranial do rim esquerdo por um ligamento dorsal. Estava localizado na linha média dorsal do ceoloma e sobrepunha-se à superfície ventral do rim esquerdo e do pulmão. O ovário da galinha indígena madura era constituído por vários milhares de folículos (Fig.
4.2) . Os folículos maiores eram pendentes e estavam em contacto ventralmente com a moela e o proventrículo lateralmente à direita, o baço na linha média, o lobo direito do fígado lateralmente à direita e a parte caudal do íleo e dos cecos caudalmente (Fig.
4.2) e atingia a glândula suprarrenal no seu bordo craniano com a aorta na sua face medial. O ovário estava relacionado lateralmente com o saco aéreo abdominal lateral esquerdo. Estava ligado à parede dorsal do abdómen pelo mesovário.

As estimativas biométricas médias relativas ao comprimento, largura e espessura do ovário esquerdo de galinhas indígenas adultas foram de 3,0045 ± 0,0245 cm, 1,2460 ± 0,0286 cm e 0,3080 ± 0,0125 cm, respetivamente. O peso médio do órgão foi de 3,6600 ± 0,0915 g (quadro 4.1).

4.1.2. Oviduto

O oviduto de uma ave indiana adulta (Assam) era composto de cinco partes: o infundíbulo, o istmo magno, o útero e a vagina. O oviduto esquerdo ocupava a maior parte da parte dorsal e caudal do lado esquerdo do ceoloma e era ventral ao rim esquerdo (Fig. 4.3). Estava suspenso da parede dorsal por ligamentos dorsais e ventrais, ou seja, pelo mesossalpinge. O oviduto estava relacionado dorsalmente com a superfície ventral do rim esquerdo e lateralmente com a parede lateral esquerda do corpo. O aspeto ventrolateral do oviduto do lado direito estava relacionado com o duodeno e, ventralmente, com o jejuno, com a superfície dorsal da moela, com o baço e com o saco aéreo abdominal esquerdo.

4.1.2.1 Infundíbulo

O infundíbulo de uma ave indiana adulta (Assam) é constituído por uma parte membranosa larga em forma de funil e uma parte tubular curta (Fig. 4.4). A base da parte larga em forma de funil situava-se ao nível da extremidade vertebral da 7th costela, cuja abertura era em forma de fenda. O ângulo lateral esquerdo da fenda estendia-se mais cranialmente e estava ligado à parede abdominal esquerda, imediatamente caudal à parte vertebral da costela 6th . O ápice do funil era dirigido caudalmente e fundia-se com a parte tubular curta do infundíbulo. A parte tubular estava ligada ao magno por uma junção apertada. O comprimento médio do funil e das partes tubulares foi de 7,3000 ± 0,1375 cm. A largura e a espessura médias da parte tubular foram de 0,3985 ± 0,0187 cm e 1,0490 ± 0,0209 cm, respetivamente (quadro 4.1). A abertura em forma de fenda da parte em funil do infundíbulo estava adjacente e caudal ao aspeto caudal do ovário e não apresentava ligação direta ao ovário. O peso médio do infundíbulo (funil e partes tubulares) foi de 2,0635 ± 0,0794 g.

4.1.2.2 Magnum

A transição do infundíbulo para o magno foi abrupta e marcada por um aumento súbito no diâmetro do lúmen. Seu peso médio era de 7,3340 ± 0,1519 g. Era o componente mais longo e tortuoso do oviduto (Fig. 4.3), com 32,2610 ± 0,9226 cm de comprimento. A topografia do magno indicava que se encontrava ventralmente ao lobo médio do rim esquerdo e estava em contacto com o quarto caudal dos cecos e também com o íleo. A largura e a espessura médias do magno eram de 1,6200 ± 0,0296 cm e 1,0510 ± 0,0134 cm, respetivamente (Tabela 4.1).

4.1.2.3 Istmo

O terceiro segmento do oviduto, ou seja, o istmo, era curto e estreito em comparação com o magno e era parcialmente tortuoso, com um comprimento e largura médios de 7,8365 ± 0,1581 cm e 0,7115 ± 0,0288 cm, respetivamente. A linha de demarcação entre o magno e o istmo era marcada por uma faixa estreita e nítida de tecido. A junção foi observada como um colo constrito. O istmo estava situado ventralmente ao lobo caudal do rim esquerdo (Fig.
4.3) e estava em relação ao cólon ventralmente e ao lobo ascendente do duodeno lateralmente à direita. O peso médio da porção do istmo do oviduto foi de 2,3930 ± 0,0750 g com uma espessura média de 1,0435 ± 0,0110 cm, respetivamente (Tabela 4.1).

4.1.2.4 Útero

O útero de uma ave indiana adulta (Assam) era um saco grande com um lúmen largo, com 2,6145 ± 0,0747 cm de largura e 1,3660 ± 0,0258 cm de espessura. A demarcação anatómica entre o istmo e o útero não era distinta e pesava, em média, 5,9465 ± 0,1639 g. O útero estava localizado na cavidade pélvica, imediatamente ventral ao sinsacro e dorsal ao reto. Lateralmente, estava relacionado com a parte caudal do lobo ascendente do duodeno. A superfície externa do útero era marcada por fissuras transversais rasas (Fig. 4.5). A porção caudal do útero afunilava gradualmente numa região em forma de funil que conduzia abruptamente à junção uterovaginal. A estimativa biométrica média em relação ao comprimento do útero foi de 7,9690 ± 0,1767 cm (Tabela 4.1).

4.1.2.5 Vagina

A parte subsequente do trato genital feminino, depois do útero, é a vagina. Trata-se de um tubo muscular que apresenta uma curvatura em forma de S e pesa 2,1350 ± 0,1005 g. A junção do útero com a vagina é marcada por um esfíncter que indica o início da vagina. O comprimento médio, a largura e a espessura da vagina das galinhas indígenas adultas eram de 7,1680 ± 0,2709, 0,9150 ± 0,0544 e 0,7660 ± 0,0294 cm, respetivamente (Quadro 4.1). O sistema genital feminino da ave indiana adulta (Assam) terminava finalmente na parte caudo-dorsal da cloaca, que se designava por urodeum (Fig. 4.6). O comprimento médio do urodeum era de 1,3 cm.

TABELA 4.1 MÉDIA ± E.P. DE DIFERENTES PARÂMETROS BIOMÉTRICOS DE DIFERENTES ÓRGÃOS DO TRACTO REPRODUTOR DE FÊMEAS ADULTAS DE AVES INDIANAS

Parts of reproductive tract	**Different biometrical parameters**			
	Weight (gm) Mean ± S.E	Length (cm) Mean ± S.E	Breadth (cm) Mean ± S.E	Thicknes s (cm) Mean ± S.E
Ovary	3.6500 ± 0.0915	3.0045 ± 0.0245	1.2460 ± 0.0286	0.3080± 0.0125
Infundibulu m	2.0635 ± 0.0794	7.3000 ± 0.1375	0.3985 ± 0.0187	1.0490± 0.0209
Magnum	7.3340 ± 0.1519	32.2610 ± 0.9226	1.6200 ± 0.0296	1.0510± 0.0134
Isthmus	2.3930 ± 0.0750	7.8365 ± 0.1581	0.7115 ± 0.0288	1.0435 ± 0.0110
Uterus	5.946 5± 0.1639	7.9690 ± 0.1767	2.6145 ± 0.0747	1.3660 ± 0.0258
Vagina	2.1350± 0.1005	7.1680 ± 0.2709	0.9150 ± 0.0544	0.7660 ± 0.0294

TABELA 4.2. COEFICIENTE DE CORRELAÇÃO DE DIFERENTES VALORES BIOMÉTRICOS DE DIFERENTES PARTES DO TRACTO REPRODUTOR COM O PESO CORPORAL (MÉDIA±E.P.)

Parts of reproductive tract	Correlation coefficient of different biometrical parameters			
	Weight	Length	Breadth	Thickness
Ovary	0.9196 ± 0.0364**	0.8113 ± 0.0806**	0.6978 ± 0.1209**	0.8041 ± 0.0833**
Infundibulum	0.3885 ± 0.2001*	0.3211 ± 0.2114*	0.6566 ± 0.1341**	0.3783 ± 0.2020*
Magnum	0.5890 ± 0.1539**	0.7729 ± 0.0949**	0.7315 ± 0.1096**	0.5430 ± 0.1662**
Isthmus	0.6181 ± 0.1457**	0.6042 ± 0.1497**	0.6331 ± 0.1412**	0.2874 ± 0.2162*
Uterus	0.7380 ± 0.1073**	0.5953 ± 0.1522**	0.5584 ± 0.1622**	0.1380 ± 0.2312*
Vagina	0.8130 ± 0.0799**	0.7066 ± 0.1180**	0.7069 + 0.1179**	0.7389 ± 0.1070**

O coeficiente de correlação do peso corporal de uma ave indiana adulta (Assam) com os valores biométricos do ovário, do infundíbulo, do magno, do istmo, do útero e da vagina foi altamente significativo (P<0,01) e significativo (P<0,05) com o peso, o comprimento e a espessura do infundíbulo e a espessura do istmo e do útero (quadro 4.2).

** Altamente significativo (P<0,01)
* Significativo (P<0,05)

4.2 HISTOLOGIA

No presente estudo, observou-se que o ovário de uma ave indiana adulta (Assam) era um órgão parenquimatoso coberto por um epitélio de superfície baseado na túnica albugínea e constituído por uma zona parenquimatosa ovariana (córtex) e uma zona vascular (medula). Os órgãos tubulares eram constituídos por quatro camadas: a túnica mucosa, a túnica submucosa, a túnica muscular e a túnica serosa. Contudo, devido à ausência da lâmina muscular da mucosa, a lâmina própria misturava-se com a túnica submucosa subjacente.

4.2.1 Ovário

O estudo histomorfológico do ovário de uma ave indiana adulta (Assam) revelou que o ovário era constituído por uma zona paranquimatosa exterior (córtex) e por uma zona vasculosa interior (medula) e que a divisão entre as camadas cortical e medular era obscurecida.

4.2.1.1 Córtex

O epitélio de superfície do ovário era constituído por uma única camada de epitélio escamoso. No entanto, também se observava epitélio cuboidal em algumas partes do epitélio de superfície. A túnica albugínea situava-se por baixo da camada epitelial superficial e era formada por fibras de tecido conjuntivo, sendo predominantes as fibras de colagénio (Fig. 4.9), com menor quantidade de fibras reticulares e elásticas. O córtex ovárico em estudo estava ocupado por numerosos folículos em diferentes fases de desenvolvimento, principalmente folículos primordiais, primários, secundários, terciários e atréticos (Fig. 4.8), juntamente com tecido conjuntivo e células glandulares intersticiais.

Folículos primordiais

Nos folículos primordiais, os oócitos quiescentes estavam rodeados por uma única camada de células foliculares do tipo escamoso. Estes folículos foram observados perto da túnica albugínea.

Folículos primários

O oócito nos folículos primários estava rodeado por epitélio cuboidal baixo ou alto. Os folículos e os oócitos eram maiores do que os do folículo primordial.

Folículos secundários

Os folículos secundários observados na região cortical do ovário eram maiores do que os folículos primários. O oócito era maior e coberto por muitas camadas de células foliculares.

Folículos terciários

A teca interna da parede folicular era constituída principalmente por fibras de colagénio e por uma menor quantidade de fibras reticulares e elásticas. Na teca externa, observaram-se numerosos fibroblastos achatados entre as fibras do tecido conjuntivo e as fibras musculares lisas.

A teca externa dos folículos terciários rodeava a teca interna, que era constituída por uma camada compacta de células musculares lisas fusiformes. Havia uma membrana basal distinta que separava a theca interna da membrana granulosa. O estrato granuloso era constituído por várias camadas de células epitelóides poliédricas

Folículos atrésicos

A atresia dos folículos ováricos foi observada nas suas diferentes fases de desenvolvimento. Nalguns folículos, o citoplasma dos oócitos era eosinofílico e a forma dos folículos e dos oócitos tornou-se deformada. Um folículo atrético deformado mostrava a presença de um oócito grande rodeado pelo stratum granulosum. A teca interna estava parcialmente desenvolvida. O descolamento da membrana basal do stratum granulosum foi distinto em alguns folículos atrésicos.

4.2.1.2 Medula

A medula do ovário de uma ave indiana adulta (Assam) era constituída por numerosos vasos sanguíneos e linfáticos com fibras nervosas entrelaçadas numa rede de fibras de colagénio e fibras reticulares com muito poucas fibras elásticas (Fig. 4.10). Os vasos sanguíneos da medula eram comparativamente maiores do que os presentes no córtex do ovário.

Estroma do ovário

O estroma do ovário de uma ave indiana adulta (Assam) era formado por uma rede de fibras de tecido

conjuntivo constituída por fibras de colagénio, reticulares e elásticas. Também era constituído por diferentes folículos, fibroblastos, fibras musculares lisas, fibras nervosas, vasos sanguíneos e linfáticos.
A reação PAS positiva foi intensa na membrana basal das células da granulosa, forte no estrato granuloso e na teca interna e moderada no estroma do ovário, na túnica albugínea e no citoplasma dos ovócitos (Fig. 4.11).

4.2.2 Infundíbulo

A túnica mucosa do infundíbulo de uma ave indiana adulta (Assam) estava muito dobrada, com numerosas dobras delgadas que se estendiam em direção ao lúmen do infundíbulo. As pregas eram de três tipos: primárias, secundárias e terciárias (Fig. 4.12).
A lâmina epitelial da mucosa do infundíbulo era constituída por células colunares pseudo-estratificadas ciliadas com algumas células caliciformes, mas a base de todos os tipos de pregas era revestida por células colunares ciliadas simples.
A lâmina própria-submucosa continha tecido conjuntivo areolar com glândulas tubulares ramificadas, algum tecido linfático difuso e células plasmáticas, tendo sido também observada uma grande quantidade de fibras reticulares com colagénio escasso e fibras elásticas.
A túnica muscular era composta por fibras circulares internas e fibras longitudinais externas de músculos lisos. Os vasos sanguíneos presentes estavam mais presentes nas camadas longitudinais do que nas camadas circulares. Continha uma grande quantidade de fibras reticulares e elásticas e uma menor quantidade de fibras de colagénio.
A túnica serosa era formada por tecido conjuntivo frouxo, vasos sanguíneos, vasos linfáticos e fibras nervosas.
A reação PAS positiva foi intensa na parte apical do epitélio de revestimento, moderada na parte central das pregas e fraca na lâmina própria-submucosa (Fig. 4.13).
A espessura média da lâmina epitelial da mucosa, da lâmina própria da submucosa, da túnica muscular e da túnica serosa do infundíbulo foi de 31,4480 ± 0,9341, 1247,1500 ± 12,1200, 219,5400 ± 5,8000 e 22,0195 ± 0,1800 μm, respetivamente (Tabela 4.3).

4.2.3 Magnum

O magnum do oviduto de uma ave indiana adulta (Assam) era muito desenvolvido em termos de comprimento, largura e espessura das pregas mucosas. As pregas mucosas eram altas e espessas e eram de dois tipos: primárias e secundárias.

A lâmina epitelial da mucosa é constituída por células colunares ciliadas simples com poucas células caliciformes. Os núcleos das células ciliadas e secretoras eram ovais e redondos, respetivamente, e estavam localizados na parte basal das células (Fig. 4.14). A membrana basal da lâmina epitelial da mucosa contém tecido conjuntivo onde as fibras de colagénio são mais numerosas.
A lâmina própria-submucosa estava repleta de glândulas tubulares longas e ramificadas (Fig. 4.15). As suas células tinham uma forma piramidal e continham grânulos basófilos grosseiros. Estas glândulas estavam rodeadas por tecido conjuntivo frouxo ricamente vascularizado. A lâmina própria-submucosa continha uma grande quantidade de fibras de colagénio (Fig. 4.18) e fibras reticulares (Fig. 4.16) na base das pregas e uma quantidade menor de fibras elásticas.

As camadas musculares do magno eram um pouco mais espessas do que a camada muscular do infundíbulo. A camada circular da túnica muscular era mais larga do que a das camadas longitudinais. Tanto a camada circular como a longitudinal continham uma maior quantidade de fibras elásticas (Fig. 4.17), fibras reticulares e uma menor quantidade de fibras de colagénio.

A túnica serosa era composta por tecido conjuntivo frouxo, vasos sanguíneos e linfáticos e fibras nervosas.

A presença mais significativa de glicogénio foi no epitélio de revestimento e a parte glandular exibiu uma reação PAS positiva intensa. Observou-se uma reação PAS positiva moderada na parte central das pregas da mucosa. Os vasos sanguíneos apresentavam uma reação PAS positiva semanal (Fig. 4.19).

A espessura média do epitélio de revestimento, da lâmina própria-submucosa, da túnica muscular e da túnica serosa do olho grande de uma galinha indígena adulta de Assam foi de 58,7800 ± 1,1919, 3294,8400 ± 18,1809, 430,4400 ± 6,9400 e 34,6120 ± 0,9800 μm, respetivamente (quadro 4.3).

4.2.4 Istmo

A túnica mucosa do istmo de uma ave indiana adulta (Assam) estava dobrada. Estavam presentes numerosas pregas delgadas em direção ao lúmen do istmo. As pregas eram de tipo primário, secundário e terciário, mas as pregas terciárias eram em número reduzido. As pregas primárias eram delgadas e longas, projectando-se para o centro do lúmen (Fig. 4.20). Também continham pregas secundárias curtas e uniformes e a altura das células epiteliais era comparativamente mais baixa do que as presentes na prega primária. Em algumas regiões da mucosa, as pregas secundárias estavam associadas a pregas terciárias na base das pregas primárias. O epitélio de revestimento do istmo de uma ave indiana adulta (Assam) era colunar ciliado simples com células caliciformes. A membrana basal da lâmina epitelial da mucosa era constituída principalmente por fibras de colagénio e por uma quantidade muito reduzida de fibras reticulares.

A lâmina própria-submucosa estava repleta de glândulas tubulares ramificadas e distendidas. Estas glândulas eram revestidas por células piramidais com citoplasma contendo muitos grânulos de secreção. Esta camada continha uma maior quantidade de fibras reticulares e uma pequena quantidade de colagénio e fibras elásticas. As fibras reticulares estavam mais presentes no centro das pregas (Fig. 4.22) e pouca quantidade de fibras de colagénio (Fig. 4.21) e fibras elásticas estavam concentradas na base das pregas (Fig. 4.23), e a presença de linfócitos, monócitos e plasmócitos foi notada no centro de algumas das pregas.

A túnica muscular é constituída por duas camadas de fibras musculares lisas, a *saber*, a camada circular interna e a camada longitudinal externa com fibras de tecido conjuntivo.

A túnica serosa era constituída por tecido conjuntivo frouxo, juntamente com alguns vasos linfáticos e sanguíneos e fibras nervosas.

O istmo exibiu uma reação PAS positiva intensa no citoplasma de grupos de células localizados nas pregas. Também foi observada no epitélio de superfície, nas células glandulares, na lâmina própria-submucosa, nos vasos sanguíneos e na camada muscular.

A espessura média do epitélio de revestimento, da lâmina própria-submucosa, da túnica muscular e da túnica serosa do istmo de galinhas indígenas adultas de Assam foi de 37,4240 ± 1,002, 2167,1800 ± 13,0018, 339,2800 ± 4,2528 e 24,9160 ± 0,4489 μm, respetivamente (quadro 4.3).

4.2.5 Útero

A mucosa da glândula da concha ou do útero de uma ave indiana adulta (Assam) apresentava muitas pregas em forma de folha. Estas pregas eram principalmente do tipo primário e secundário (Fig. 4.24). As pregas primárias eram longas e delgadas, projectando-se em direção ao lúmen, e algumas tinham pequenas pregas curtas perto da base da prega. O epitélio de superfície do útero era constituído por células colunares pseudo-estratificadas ciliadas (Fig. 4.25).

A lâmina própria-submucosa apresentava glândulas tubulares ramificadas. As células destas glândulas eram piramidais e continham um citoplasma difusamente granular e vacuolado (Fig. 4.25). Estas camadas continham maior quantidade de fibras reticulares (Fig. 4.26), principalmente no centro das pregas, e pouca quantidade de fibras de colagénio e fibras elásticas (Fig. 4.27).

A túnica muscular era constituída por camadas musculares lisas circulares internas e longitudinais externas. Ambas as camadas continham maior quantidade de fibras reticulares e pouca quantidade de fibras elásticas e de colagénio. A túnica serosa era formada por tecido conjuntivo frouxo que continha principalmente fibras reticulares e elásticas e uma pequena quantidade de fibras de colagénio.

A reação PAS positiva foi intensa no epitélio de revestimento e forte na lâmina própria-submucosa e na túnica muscular (Fig. 4.28).A espessura média do epitélio de revestimento, da lâmina própria-submucosa, da túnica muscular e da túnica serosa do útero de galinhas indígenas adultas de Assam foi de 32,1960 ± 0,9879, 3802,4700 ± 21,0221, 627,0400 ± 6,2429 e 24,7260 ± 0,8906 µm, respetivamente (Quadro 4.3).

4.2.6 Vagina

A parede vaginal era espessa e tinha poucas pregas primárias e secundárias. O epitélio era constituído por células colunares pseudo-estratificadas ciliadas (Fig. 4.29) com poucas células caliciformes. A mucosa da vagina apresentava numerosas cristas estreitas. Nalgumas aves foram também observadas cristas longitudinais. A membrana basal da lâmina epitelial da mucosa continha uma pequena quantidade de fibras reticulares.

A lâmina própria-submucosa mostrava a presença de tecido conjuntivo frouxo com poucas glândulas tubulares, linfócitos, plasmócitos e granulócitos. Estas camadas continham uma maior quantidade de fibras reticulares e uma quantidade muito menor de fibras elásticas e de colagénio (Fig. 4.30).

A túnica muscular era constituída por uma camada circular interna espessa e bem desenvolvida. A camada longitudinal externa era mais fina quando comparada com a camada circular interna. Ambas as camadas continham uma maior quantidade de fibras reticulares (Fig. 4.31), fibras elásticas e uma menor quantidade de fibras de colagénio.

A túnica serosa era constituída por tecido conjuntivo frouxo e era composta por fibras reticulares e elásticas.

Foi observada uma reação PAS positiva intensa na parte apical do citoplasma do epitélio de revestimento e na membrana basal.

A espessura média do epitélio de revestimento, da lâmina própria-submucosa, da túnica muscular e da túnica serosa da vagina de galinhas indígenas adultas de Assam foi de 31,9445 ± 0,1089, 1281,0400 ± 10,0981, 421,0800 ± 4,4898 e 14,9860 ± 0,0981 µm, respetivamente.

O coeficiente de correlação do valor micrométrico das diferentes camadas da parte tubular do sistema genital com o peso corporal da ave indiana adulta (Assam) foi significativo ($P<0,05$) e a túnica serosa do infundíbulo e a lâmina epitelial da mucosa do istmo foram altamente significativas ($P<0,01$) (quadro 4.4).

TABELA-4.3 MÉDIA ± E.P. DA ESPESSURA DAS DIFERENTES CAMADAS DAS PARTES TUBULARES DO TRACTO REPRODUTOR DO ADULTO AVE INDIANA FÊMEA

Parts of reproductive tract	Different layers			
	L.E.M. (µm) Mean ± S.E	Lamina propria-submucosa (µm) Mean ± S.E.	Tunica muscularis (µm) Mean ± S.E	Tunica serosa (µm) Mean ± S.E
Infundibulum	31.448 ± 0.9341	1247.1500 ± 12.1200	219.5400 ± 5.8000	22.0195 ± 0.1800
Magnum	58.780 ± 1.1919	3294.8400 ± 18.1809	430.4400 ± 6.9400	34.6120 ± 0.9800
Isthmus	37.424± 1.002	2167.1800 ± 13.0018	339.2800 ± 4.2528	24.9160 ± 0.4489
Uterus	32.196± 0.9879	3802.4700 ± 21.0221	627.0400 ± 6.2429	24.7260 ± 0.8906
Vagina	32.196± 0.9879	3802.4700 ± 21.0221	627.0400 ± 6.2429	24.7260 ± 0.8906

QUADRO 4.4 COEFICIENTE DE CORRESPONDÊNCIA DOS VALORES MICROMÉTRICOS DAS DIFERENTES PARTES DO TRATO REPRODUTIVO COM O PESO CORPORAL (MÉDIA ± E.S. = 1,289 ± 0,0328 kg) DE FÊMEA ADULTA DE PÁSSARO ÍNDIO

Parts of reproductive tract	Correlation coefficient values of different layers			
	L.E.M. (µm) Mean ± S.E	Lamina propria-submucosa (µm) Mean ± S.E.	Tunica muscularis (µm) Mean ± S.E	Tunica serosa (µm) Mean ± S.E
Infundibulum	0.0363 ± 0.2354*	0.2076 ± 0.2255*	0.1852 ± 0.2276*	0.4282 ± 0.1925**
Magnum	0.2105 ± 0.2253*	0.3756 ± 0.2024*	0.0769 ± 0.2343*	0.1842 ± 0.2277*
Isthmus	0.4765 ± 0.1822**	0.3205 ± 0.2115*	0.3706 ± 0.2033*	0.3454 ± 0.2076*
Uterus	0.3861 ± 0.2006*	0.3306 ± 0.2099*	0.0927 ± 0.2337*	0.1996 ± 0.2263*
Vagina	0.1428 ± 0.2309*	0.0912 ± 0.2337*	0.3288 ± 0.2102*	0.2775 ± 0.2176*

Capítulo- 5
Discussão

5.1BRANCO

Não havia literatura disponível sobre a relação anatómica grosseira e os valores biométricos da ave indiana adulta (Assam). No entanto, a investigação sobre a anatomia macroscópica, a relação anatómica, o peso, o comprimento, a largura e a espessura dos órgãos do sistema genital feminino da galinha indígena de Assam foi discutida a seguir.

5.1.1 Ovário

O ovário da ave indiana adulta (Assam) em estudo estava situado na linha média dorsal do ceoloma e sobrepunha-se à superfície ventral do rim e do pulmão esquerdos. Observações semelhantes foram registadas por Sturkie (1965), King e McLelland (1975), Nickel *et al.* (1977) e Dyce *et al.* (1987) em galinhas exóticas. O ovário da ave indiana adulta (Assam) parecia um cacho de uvas, o que estava de acordo com os resultados de Dyce *et al.* (1987). O relatório de Deol (1955) e de Dyce et al. (1987) sobre a presença do mesovário como uma prega de peritoneu que suspende o ovário no ceolom da parede dorsal do corpo foi confirmado no presente estudo. Os folículos, nas suas diferentes fases de desenvolvimento, estavam ligados ao ovário e influenciaram a forma do ovário. Os folículos maiores eram pendentes e suspensos por um pedúnculo folicular. Achados semelhantes foram registados em galinhas adultas por King e McLelland (1975), King (1977) e Dyce et al. (1987)
Os valores biométricos relativos ao peso médio, ao comprimento, à largura e à espessura do ovário esquerdo foram de 3,6500 ± 0,0915 g, 3,0045 ± 0,0245 cm, 1,2460 ± 0,0286 cm e 0,3080 ± 0,0125 cm, respetivamente. O comprimento e o diâmetro do ovário das galinhas poedeiras após 3-4 meses de idade foram de 2 cm e 1 cm, respetivamente, tal como referido por Gray (1930).
O coeficiente de correlação do peso corporal com os valores biométricos do ovário, ou seja, peso, comprimento, largura e espessura, foi altamente significativo.

5.1.2 Oviduto

Não havia literatura disponível sobre a relação anatómica macroscópica e a biometria do oviduto esquerdo de uma ave indiana adulta (Assam). No entanto, no presente estudo, foram comunicadas as relações anatómicas grosseiras e os diferentes valores biométricos. O oviduto de uma galinha indígena adulta é constituído por cinco partes, nomeadamente o infundíbulo, o ímã, o istmo, o útero e a vagina.
O oviduto estava suspenso da parede dorsal por um ligamento dorsal e ventral, ou seja, o mesosalpinx, que ocupava a maior parte da parte dorsal e caudal do lado esquerdo do ceolom. Dyce *et al.* (1987) também registaram resultados semelhantes em galinhas. O comprimento médio do oviduto de uma ave indiana adulta (Assam), incluindo o infundíbulo, o magno, o istmo, o útero e a vagina, foi de 62,6345 cm. No entanto, o mesmo foi registado por Romanoff e Romanoff (1949) e Nickel et al. (1977), com 42-65 cm e 60-70 cm, respetivamente. Naragude et al. (1999) referiram que, em Rhode Island Red adultos, o comprimento e a largura máximos do oviduto esquerdo eram de 68,50 ± 0,39 cm e 4,70 ± 1,14 cm, respetivamente.

5.1.2.1 Infundíbulo

No presente estudo, foram observadas as relações anatómicas grosseiras e o peso, o comprimento, a largura e a espessura do infundíbulo de uma ave indiana adulta (Assam).
O infundíbulo era constituído por uma parte membranosa larga em forma de funil e uma parte tubular curta. A fixação lateral esquerda da abertura em forma de fenda da parte em funil estava ligada à parede abdominal esquerda caudal ao bordo caudal da sexta costelath .
O peso médio, o comprimento, a largura e a espessura da parte tubular do infundíbulo foram de 2,0635 ± 0,0794 g, 7,3000 ± 0,1375 cm, 0,3983 ± 0,0187 cm e 1,0490 ± 0,0209 cm, respetivamente. Giersberg (1922) e Romanoff e Romanoff (1949) referiram que o comprimento médio do infundíbulo das galinhas domésticas era de 7 a 9 cm.
A parede da parte tubular do infundíbulo era mais espessa do que a da parte em funil, mas mais fina do que qualquer outra parte do oviduto, em consonância com Richardson (1935).

5.1.2.2 Magnum

Foram observadas as relações anatómicas grosseiras e as médias de comprimento, largura, espessura e peso do magnum de uma ave indiana adulta (Assam). Verificou-se que era o componente mais longo e mais tortuoso do oviduto e estava localizado ventralmente à superfície ventral do lóbulo médio do rim esquerdo. O comprimento médio registado foi de 32,2610 ± 0,9226 cm, ligeiramente superior ao registado por Sarma e Sarma (2001). No entanto, o mesmo foi registado por King e McLelland (1975) e Dyce et al. (1987) como 34,00 cm e 30,00 cm, respetivamente. O peso médio, a largura e a espessura foram de 7,3340 ± 0,1519 g, 1,6200 ± 0,0296 cm e 1,0510 ± 0,0134 cm, respetivamente.

5.1.2.2 Istmo

O istmo das galinhas indígenas adultas da Índia (Assam) era curto e estreito em comparação com o largo magno e era parcialmente tortuoso, com um comprimento e uma largura médios de 7,8365 ± 0,1581 cm e 0,7115 ± 0,0288 cm, respetivamente. Giersberg (1922), Romanoff e Romanoff (1949) e King e McLelland (1975) registaram observações semelhantes sobre o comprimento e a largura médios do istmo em galinhas poedeiras, com 8,000 cm e 1,000 cm, respetivamente.
A linha de demarcação entre o magno e o istmo era marcada por uma banda estreita e nítida de tecido. A junção foi observada como um colo constrito e estava situada ventralmente ao lobo caudal do rim esquerdo. No entanto, Dyce *et al.* (1987) referiram que o istmo era demarcado do magno por uma zona glandular (translúcida).
O peso médio e a espessura do istmo foram de 2,3930 ± 0,0750 g e 1,0435 ± 0,0110 cm, respetivamente. No entanto, Sarma e Sarma (2001) referiram que a espessura das aves locais de Assam era de 0,6900 ± 0,0100 cm.

5.1.2.3 Útero

No presente estudo, estudou-se a relação anatómica grosseira e o comprimento médio, a largura, a espessura e o peso do útero de uma galinha indígena adulta de Assam. Verificou-se que o útero era um saco grande com um lúmen largo, com 2,6145 ± 0,0747 cm de largura, 1,3660 ± 0,0258 cm de espessura, 7,9690 ± 0,1767 cm de comprimento e 5,9465 ± 0,1639 g de peso, respetivamente. King e McLelland (1975) e Dyce *et al.* (1987) relataram em galinhas domésticas que o comprimento médio e o diâmetro luminal eram de 8,000 cm e 1,000 cm, respetivamente. O comprimento e o diâmetro médios também foram relatados por Giersberg (1922) como 8,000 cm e 3,000 cm, respetivamente. A superfície externa do útero foi marcada por fissuras transversais rasas no presente estudo.

5.1.2.4 Vagina

A vagina da ave indiana adulta (Assam) em estudo era um tubo muscular em forma de S. O peso médio, o comprimento, a largura e a espessura da vagina foram de 2,1350 ± 0,1005 g, 7,1680 ± 0,2709 cm, 0,9150 ± 0,0544 cm e 0,7660 ± 0,0294 cm, respetivamente. No entanto, Giersberg (1922) e King e McLelland (1975) referiram que, nas galinhas domésticas, o comprimento médio era de 4 a 12 cm e 8 cm, respetivamente. Romanoff e Romanoff (1949) referiram que o comprimento e o diâmetro médios da vagina eram de 8 cm e 1 cm, respetivamente, em galinhas adultas.

O sistema genital feminino da galinha indígena adulta termina finalmente na parte caudo-dorsal da cloaca. Achados semelhantes foram também registados por Sturkie e Mueller (1976) e Ghosh (2003).
O coeficiente de correlação do peso corporal da ave indiana adulta (Assam) com os valores biométricos de diferentes partes dos órgãos tubulares do trato reprodutor feminino foi altamente significativo ($P<0,01$) e significativo ($P<0,05$) com o peso, o comprimento e a espessura do infundíbulo e a espessura do istmo e do útero.

5.2 HISTOLOGIA

Não havia literatura disponível sobre a histologia e a micrometria dos órgãos genitais femininos de aves indianas adultas. No entanto, foi relatada uma investigação sobre o carácter histológico e a micrometria de diferentes órgãos da galinha fêmea adulta.

5.2.1 Ovário

O ovário da ave indiana adulta em estudo era constituído por uma zona paranquimatosa exterior (córtex) e uma zona vasculosa interior (medula). Observações semelhantes foram registadas por Komarek e Prochazkova (1970) e King (1977) em galinhas. A presente investigação sobre o epitélio de superfície do ovário consistiu numa camada única de epitélio escamoso com manchas de epitélio cuboidal e estes resultados apoiam os resultados de Bradely e Grahme (1960) em galinhas. No entanto, Nickel *et al.* (1977) e Dellmann e Carithers (1996) referiram que o ovário da galinha estava coberto por uma camada única de células cuboidais e colunares.
A túnica albugínea da ave indiana adulta era formada por fibras colagénicas, reticulares e algumas fibras elásticas, de acordo com as conclusões de Doel (1955a).

O córtex ovárico estava ocupado por numerosos folículos primordiais, primários, secundários, terciários e atréticos contendo oócitos primários com núcleo centralizado em diferentes fases de desenvolvimento. Hodge (1974) e Rao e Vijayaragavan (1999) registaram resultados semelhantes em patos domésticos.
A teca externa era composta principalmente por fibras de colagénio com menor quantidade de fibras reticulares e elásticas e a teca interna era constituída por uma camada compacta de células fusiformes. No entanto, Wybrum et *al.* (1965) referiram que esta era constituída por fibras de colagénio internas, fibroblastos do meio e células vacuoladas externas.
A medula do ovário de uma ave indiana adulta era constituída por numerosos vasos sanguíneos e linfáticos, fibras nervosas e fibras do tecido conjuntivo, principalmente fibras de colagénio, reticulares e elásticas. O presente estudo confirma as conclusões de Hodge (1974) e Dellmann e Carithers (1996).
A reação PAS positiva foi intensa na membrana basal das células da granulosa, forte na teca interna, no citoplasma dos oócitos, na membrana da granulosa e moderada no estroma do ovário, na túnica albugínea e na teca externa. Rao e Vijayragavan (1999) referiram que a reação PAS positiva no ovário do pato doméstico era intensa no citoplasma dos oócitos, na membrana basal e moderada nas células da granulosa e fraca nas células intersticiais, enquanto Parida *et* al. (2000) referiram que, nas codornizes japonesas, a reação PAS

positiva era intensa na membrana basal e na teca dos folículos maduros.

5.2.2. Infundíbulo

No presente estudo, a túnica mucosa do infundíbulo de uma ave indiana adulta estava muito dobrada e estendia-se em direção ao lúmen, apresentando tipos primário, secundário e terciário e o epitélio de revestimento era pseudo-estratificado colunar ciliado. Achados semelhantes foram também registados por Dellmann (1993).

A lâmina própria da submucosa continha glândulas tubulares ramificadas, tecido linfático e uma grande quantidade de fibras reticulares com poucas fibras colagénicas e elásticas. King e McLelland (1975) registaram resultados semelhantes, enquanto Dellmann e Carithers (1996) referiram que estas partes tubulares eram compostas por glândulas tubulares simples.

A túnica muscular era composta por camadas musculares lisas circulares internas e longitudinais externas e a túnica serosa era formada por tecido conjuntivo frouxo, vasos sanguíneos e linfáticos e fibras nervosas. Surface (1912) registou resultados semelhantes em galinhas domésticas e Geetha *et al.* (1992) em codornizes japonesas.

No presente estudo, a espessura do epitélio de revestimento do infundíbulo foi de 31,4480 ± 0,9341 μm, ligeiramente maior do que os relatos de Richardson (1935) em aves (30,0000 μm).

O citoplasma da parte apical do epitélio de revestimento foi intensamente positivo para PAS. No entanto, Aitken (1971) referiu que os grânulos de secreção nas glândulas tubulares continham mucopolissacáridos neutros.

5.2.3 Magnum

No presente estudo, a histomorfologia do magno de uma ave indiana adulta mostrou que as pregas mucosas eram altas e espessas e eram de tipo primário e secundário. No entanto, as pregas primárias, secundárias e terciárias foram referidas por Surface (1922). A lâmina epitelial da mucosa era constituída por um epitélio colunar ciliado simples com células caliciformes e os núcleos das células ciliadas e secretoras eram ovais e arredondados e situavam-se na parte basal, como refere Hodge (1974). A espessura média do epitélio (58,7800 ± 1,1919 pm) observada no presente estudo corrobora os resultados de Richardson (1935) em galinhas (10,00 - 25,000 pm).

A lamina propria submucosa estava repleta de glândulas tubulares longas e ramificadas e continha uma grande quantidade de colagénio e fibras reticulares com uma quantidade escassa de fibras elásticas nas pregas. Também Richardson (1935), King e McLelland (1975), Nickel et al. (1977), Banks (1987) e Dellmann e Carithers (1996) registaram resultados semelhantes nas aves.

A túnica muscular do magno era composta por camadas musculares lisas circulares internas e longitudinais externas e a túnica serosa era composta por tecido conjuntivo frouxo, juntamente com vasos sanguíneos e linfáticos e fibras nervosas. Observações semelhantes foram registadas por King e McLelland (1975) e Nickel *et al.* (1977).

No presente estudo, foi observada uma reação PAS positiva intensa nas células glandulares e moderada no epitélio de revestimento e na túnica serosa. No entanto, Aitken (1971) referiu que os grânulos de secreção nas glândulas tubulares continham mucopolissacáridos neutros.

5.2.4 Istmo

Os estudos histológicos e histomicrométricos do istmo de uma ave indiana adulta mostraram que a túnica mucosa estava dobrada e que estas dobras eram de tipo primário, secundário e terciário. A lâmina epitelial da mucosa era revestida por epitélio colunar ciliado simples e a lâmina própria da submucosa era composta por glândulas túbulo-alveolares ramificadas distendidas com tecido conjuntivo frouxo, o que estava de acordo

com King e McLelland (1975), Banks (1987), Dellmann e Carithers (1996).
A túnica muscular é constituída por camadas circulares internas e longitudinais externas de fibras musculares lisas e a túnica serosa é composta por tecido conjuntivo frouxo, tal como referido por Dellmann (1993).

A espessura média da lâmina epitelial da mucosa foi de 37,4240 ± 1,002 µm. No entanto, Richardson (1935) relatou que a espessura do epitélio superficial do istmo era de cerca de 25.000 µm. A espessura média da lâmina própria-submucosa, da túnica muscular e da túnica serosa foi de 2167,1800 ± 13,0018, 339,2800 ± 4,2528 e 24,9160 ± 0,4489 pm, respetivamente. Novamente King (1977) relatou que a espessura das pregas primárias era de 1,5-2,5 mm.

Atualmente, o istmo apresenta uma reação PAS positiva no citoplasma de aglomerados agregados de células localizados nas pregas e na lâmina epitelial da mucosa, na lâmina própria da submucosa e nos vasos sanguíneos e músculos. No entanto, a presença de mucopolissacáridos na secreção dos grânulos das glândulas tubulares foi registada por Aitken (1971).

5.2.5 Útero

No presente estudo histomorfológico e micrométrico do útero de uma ave indiana adulta, a mucosa do útero apresentava muitos tipos primários e secundários de pregas em forma de folha, tal como referido por Surface (1922) e Giersberg (1922). A lâmina epitelial da mucosa era pseudo-estratificada colunar ciliada com células apicais e a espessura do epitélio era de 32,1960 ± 0,9879 pm. A lamina propria submucosa apresentava glândulas tubulares ramificadas e continha uma maior quantidade de fibras reticulares no centro das pregas com pouca quantidade de colagénio e fibras elásticas, em consonância com Surface (1912), Banks (1987) e Dellmann e Carithers (1996). No entanto, Richardson (1935) relatou que o útero era revestido por uma única camada de células colunares com núcleos apicais e basais alternados e o epitélio tinha aproximadamente 30,00 µm de espessura.
A túnica muscular é constituída por camadas musculares lisas circulares internas e longitudinais externas e estas camadas contêm uma maior quantidade de fibras reticulares com poucas fibras colagénicas e elásticas. A túnica serosa era composta por tecido conjuntivo frouxo, fibras nervosas, vasos sanguíneos e linfáticos. A espessura média da lâmina própria submucosa, da túnica muscular e da túnica serosa foi de 3802,4700 ± 21,0221 µm, 627,0400 ± 6,2429 pm e 24,7260 ± 0,8908 pm, respetivamente. Achados semelhantes foram registados por Surface (1912) e Banks (1986).
A reação PAS positiva foi forte no centro das pregas, na lâmina própria, na submucosa e na camada muscular e intensa no epitélio de revestimento, confirmando a conclusão de Johnston *et al.* (1963)

5.2.6 Vagina

A presente investigação sobre a vagina de uma ave indiana revelou a presença de pregas primárias e secundárias revestidas por células colunares ciliadas pseudoestratificadas, tal como referido por Dellmann e Carithers (1996). No entanto, Nickel et al. (1977) referiram que o epitélio de revestimento da vagina era do tipo colunar ciliado.

A espessura média do epitélio foi de 31,9445 ± 0,1089pm. No entanto, Richardson (1935) relatou que a espessura do epitélio de revestimento era de 35,00 pm. A lâmina própria-submucosa mostrou a presença de tecido conjuntivo frouxo com abundância de fibras reticulares, pouca quantidade de fibras elásticas e de colagénio. A túnica muscular era constituída por fibras musculares lisas circulares internas e longitudinais externas espessas e bem desenvolvidas, com maior quantidade de fibras reticulares e elásticas e menor quantidade de fibras de colagénio. A túnica serosa era constituída por tecido conjuntivo frouxo, juntamente com vasos sanguíneos e fibras nervosas. Achados semelhantes foram relatados por Surface (1912), Banks (1987) e Dellmann e Carithers (1996). A espessura média da lâmina própria-submucosa, da túnica mucular e da túnica serosa foi de 1281,0400 ± 10,0981 pm, 421,0800 ± 4,4898 pm e 14,9686 ± 0,0981 pm, respetivamente.

O coeficiente de correlação do valor micrométrico das diferentes camadas das partes tubulares do sistema genital com o peso corporal da ave indiana adulta foi significativo ($P<0,05$) e a túnica serosa do infundíbulo e a lâmina epitelialis mucosae do istmo foram altamente significativas.

Capítulo 6
RESUMO E CONCLUSÃO

O presente estudo foi realizado em vinte aves indianas adultas aparentemente saudáveis no Departamento de Anatomia e Histologia, Faculdade de Ciências Veterinárias, Universidade Agrícola de Assam, Khanapara, Guwahati- 781022, para estabelecer as normas anatómicas do sistema genital feminino de aves indianas adultas.

As aves foram adquiridas localmente, o peso vivo foi medido no momento da aquisição e foram trazidas para o Departamento de Anatomia e Histologia. Foram então sacrificadas e a cavidade abdominal foi aberta. Foram estudadas a posição topográfica e a relação de cada parte do sistema genital feminino. O sistema genital feminino foi então separado da cavidade corporal e a sua anatomia macroscópica foi estudada, tendo sido registados os diferentes valores biométricos de cada parte.

Foram retiradas peças de tecido de 3-5 mm de espessura de cada órgão e fixadas em solução de formalina neutra tamponada a 10 por cento. As peças de tecido foram depois processadas e incluídas em parafina segundo o procedimento normal. Os blocos de parafina foram cortados com 4-6 µm de espessura no micrótomo rotativo e as secções de tecido foram então coradas adoptando os métodos recomendados para estudos histológicos. Foram feitas observações histomorfológicas e histoquímicas e a micrometria foi feita em secções coradas com hematoxilina e eosina.

Todos os dados relativos aos parâmetros quantitativos brutos e histomorfológicos foram analisados estatisticamente. A presente investigação permitiu retirar as seguintes conclusões e resumo

O ovário assemelhava-se a um cacho de uvas e era constituído por vários milhares de folículos. Os folículos maiores são pendentes e estão suspensos por um pedúnculo folicular.

O ovário estava localizado na linha média dorsal do ceoloma e estava suspenso pelo mesovário à parede dorsal do corpo. Estava relacionado dorsalmente com a superfície ventral do lobo craniano do rim esquerdo e do pulmão esquerdo.

O oviduto esquerdo convulso ocupava a maior parte da parte dorsal e caudal do lado esquerdo do ceoloma.

O infundíbulo era constituído por uma parte em forma de funil e uma parte tubular. O ângulo lateral esquerdo da fenda (parte em funil) estendia-se mais cranialmente e estava ligado à parede abdominal esquerda, na extremidade caudal da parte vertebral da sexta costela doth . O magnum era abruptamente maior e mais comprido do que as outras partes do oviduto e era mais tortuoso. A maior parte do magnum estava relacionada dorsalmente com a superfície ventral do lobo médio do rim esquerdo.

O istmo era um tubo curto, estreito e parcialmente tortuoso. A linha de demarcação entre o magno e o istmo era marcada por uma faixa estreita e nítida de tecido.

O útero era um saco curto e expandido com lúmen largo e estava localizado ventralmente ao sinsacro. A superfície externa do útero era marcada por fissuras transversais pouco profundas. A vagina era um tubo muscular em forma de "S" e terminava na parte caudo-dorsal da cloaca, ou seja, no urodeum.

O coeficiente de correlação do peso corporal da ave indiana adulta com os valores biométricos do ovário, infundíbulo, magno, istmo, útero e vagina foi altamente significativo ($P<0,01$) e significativo ($P<0,05$) com o peso, comprimento e espessura do infundíbulo e espessura do istmo e do útero.

O ovário estava coberto por epitélio escamoso simples com manchas de epitélio cuboidal simples. O parênquima ovárico estava diferenciado em córtex e medula. Os folículos de diferentes estádios de desenvolvimento foram observados no córtex ovárico. Este era caracterizado por grandes vasos sanguíneos, linfáticos e filamentos de fibras musculares lisas. A medula do ovário era constituída por uma rede de fibras de colagénio e reticulares, grandes vasos sanguíneos e linfáticos e fibras nervosas.

A mucosa do infundíbulo, do útero e da vagina era revestida por epitélio colunar pseudo-estratificado ciliado, enquanto que o magnum e o istmo eram revestidos por epitélio colunar ciliado simples.

As pregas mucosas primárias, secundárias e terciárias foram observadas no infundíbulo e no istmo, enquanto as pregas primárias e secundárias foram observadas nas outras partes tubulares. A lâmina própria da submucosa de todas as partes tubulares era constituída por glândulas tubuloalveolares ramificadas. Também estavam presentes fibras reticulares, colagénicas e elásticas, fibras nervosas e vasos sanguíneos e linfáticos. As fibras reticulares eram predominantes em todas as partes tubulares em comparação com as fibras colagénicas e elásticas.

A túnica muscular era mais espessa no útero e mais fina no infundíbulo. A túnica muscular de todos os órgãos tubulares era constituída por fibras musculares lisas circulares internas e longitudinais externas. A túnica serosa de todas as partes tubulares mostrava a presença de tecido conjuntivo frouxo, fibras nervosas, vasos sanguíneos e linfáticos.

A reação positiva ao PAS foi intensa na membrana basal do estrato granuloso do ovário, na parte apical do epitélio de revestimento do infundíbulo, na vagina e nas glândulas do magno. Foram observadas reacções fortes na teca interna dos folículos, no citoplasma dos oócitos e na parte central das pregas mucosas do ovário. No entanto, foram observadas reacções fracas no estroma do ovário.

O coeficiente de correlação do valor micrométrico das diferentes camadas das partes tubulares do sistema genital com o peso corporal da ave indiana adulta foi significativo ($P<0,05$) e a túnica serosa do infundíbulo e a lâmina epitelialis mucosae do istmo foram altamente significativas ($P<0,01$).

Pode concluir-se que as observações do presente estudo estabelecem um papel importante no registo das normas anatómicas no que diz respeito à histologia e histoquímica (PAS) do sistema genital feminino de aves indianas adultas.

Capítulo-7
BIBLIOGRAFIA

Aitken, R.N.C. (1971). The oviduct. In: *Physiology and Biochemistry of the domestic fowl.* Bell, D.J. e Freeman, B.M. (eds.), pp. 1237-1289, Academic Press, Londres.

Aitken, R.N.C. e Johnston, H.S. (1963). Observação sobre a estrutura fina do infundíbulo do oviduto aviário. *J. Anat.,* **97** : 97-99.

Ananymous (1999). The Hindu Survey of Indian Agriculture.

Anónimo (1997). Poultry industry yearbook, Food Agric. Food Agric Organization, Roma.

Banks, W.J. (1986). Applied Veterinary Histology. 2nd edn. Pp. 511-516. Williams and Wilkins, Los Angeles.

Bellairs, R.M. Harkness e Harkness, R.D. (1963). The vitelline membrane of the hen's egg : a chemical and electron microscopical study. *J. Ultrastructure Res.,* **8** : 338-359.

Bennett, C.H. (1947). Relação entre o tamanho e a idade das gónadas nas galinhas, desde a data de eclosão até à maturidade sexual. *Poult. Sci.,* **26** : 99-101.

Benoit, S. (1950). Órgãos uro-genitais. In : Grasse, P. (ed) : *Traite de Zoologie.* Vol. 15, Paris, Masson et cie.

Bode, M.D. (1928). The significance of the asymmetry of the ovaries of the fowl. *J. Morphol.,* **46** : 1-56.

Bradley, O.C. (1960). The structure of the fowl. 4th edn., Olive and Boyd Ltd., Edinburg, pp. 68.

Bradley, O.C. e Grahame, T. (1960). The structure of the fowl. 4th edn. Edimburgo, Oliver and Boyd.

Chandra Sekhara Rao, T.S. e Vijayaragavan, C. (1999). Estudos microanatómicos do magnum do pato doméstico. *Indian Vet. J.,* **77** : 138-141.

Culling, C.F.A. (1974). Handbook of Histomorphological and Histochemical techniques. 3rd edn., Butterworthe and Co., Londres.

Dahl, E. (1971). Estudos da estrutura fina do tecido intersticial do ovário. 1. Um estudo comparativo da estrutura fina dos tecidos intersticiais do ovário na ratazana e na galinha doméstica. *J. Anat.,* **108** : 275-290.

Das, L.N. e Biswas, G. (1965). Anatomia comparativa do pato doméstico. *Indian Vet. J,* **43** : 320-326..

Dellmann, H.D. (1993). Textbook of Veterinary Histology. 4ª ed., Lea and Febiger, Box 3024, EUA, pp. 252-253.

Dellmann, H.D. e Carithers, J.R. (1996). Cytology and microscopic anatomy. 5ª ed., Lea and Febiger, Box 3024, EUA. Pp. 275-277.

Deol, G.S. (1955). Studies on the structure and function of the ovary of the domestic fowl (with reference to the correlation of cell changes with physiological activity) Ph.D. Thesis, University of Edinburgh,

Dyce, K.M.; Sack, W.O. e Wensing, C.J.G. (1987). A textbook of Veterinary Anatomy. 2nd edn., W.B. Saunders Company, Philadelphia, pp. 791-792.

Dyce, K.M.; Sack, W.O. e Wensing, C.J.G. (1996). Text Book of Veterinary Anatomy. 3rd edn. W.B. Saunders Company, Philadelphia, pp. 810-811.

Fujii, S. (1963). Histologia e histoquímica do oviduto da galinha doméstica com especial referência à região da junção uterovaginal. *Arch. Histol. Jap.,* **23** : 447-459.

Geetha, S.; Venkatakrishan, A. e Vijayaragavan, C. (1992). Um estudo preliminar da histomorfologia e histoquímica do oviduto da codorniz japonesa *(Coturnix coturnix japanica). Indian J. Vet. Anat.,* **4** : 96-97.

Ghosh, R.K. (2003). Primary Veterinary Anatomy. 3rd edn., Current Book International, Kolkata, Mumbai, Chennai, pp. 214-215.

Giersberg, H. (1922). Untersuchungen uber physiologie and Histologie des Eileiters der Reptilien and Vogel : nebst elnem Beitragzur Fasergenese. *Z. Wiss. Zool.,* **120** : 1-97.

Gracey, J.F. (1986). Método de sangria do abate-abate. Meat Hygiene. 8th edn., pp. 144-145.

Grau, H. (1943). Anatomie der Housvogol. Inzeitzschmann. 18th edn., Ackernecht, D.E. e Grau, H. (eds), Ellenberger and Baum's Vergleichenden Anatomier der Haustiere, Berlim, Springer Verlag.

Gray, J.C. (1930). The developmental, histology, and endocrine function of the compensatory right gonad of the hen. *Am. J. Anat.,* **46** : 217-259.

Guzsal, E. (1966). Estudos histológicos sobre os folículos ováricos maduros e pós-ovulação de galinhas. *Ata Vet. Acad. Sci. Hung.,* **16** : 37-44.

Guzsal, E. (1968). Estudo histoquímico das células caliciformes do oviduto da galinha. *Ata Vet. Acad. Sci. Hung.,* **18** : 251-256.

Hodges, R.D. (1974). The histology of the fowl. Academic Press, Londres, Nova Iorque, São Francisco. Pp. 326-347.

Indian Standard Specification (1977). Nutrient requirement for chicken feeds. Indian Standard Institution, Manak Bhawan, 9. Bahadurshah Zafar Marg, New Delhi-110002.

Johnson, J.S. (1925). The innervation of the female genitalia in the common fowl. *Anat. Rec.,* **29** : 387.

Johnston, H.S.; Aitmen, R.N.C. e Wyburn, G.M. (1963). The fine structure of the uterus of the domestic fowl. *J. Anat.,* **97** : 333-344.

Komarek, V. e Prochazkova, E. (1970). Growth and differentiation of ovarian follicles in the post natal development of chicken. *Ata Vet. Brno, 29* : 1116.

King, A.S. (1977). Aves urogenital system. In: *Sisson and Grossman's the anatomy of the domestic animals.* Robert Getty (eds.), 5th edn., Vol. 2, W.B. Saunders Co., Philadelphia. P. 1937.

King, A.S. e McLelland, J. (1975). Outline of avian anatomy. Bailler Tindall, Londres. P. 65.

Luna, L.G. (1968). Manuals of histologic staining methods of Armed forces Institute of Pathology, 3rd edn., Mc Graw Hill Book Co., London.

McNally, E.H. (1943). The origin and structure of the vitelline membrane of the domestic fowl. *J. Cell Biol.,* **35** : 135-173.

Nalbandov, A.V. e James, M.F. (1949). O sistema vascular sanguíneo do ovário da galinha. *Am. J. Anat.*, **85** : 347-378.

Naragude, H.B.; Mugalale, R.R.; Bhosle, N.S. e Gayake, H.P. (1999). Histoarquitectura do magnum ovidutal em aves. *Indian Vet. J.,* **76** : 725727.

Naragude, H.B.; Mugale, R.R.; Bhosle, N.S. e Gayake, H.P. (1999). Age related changes in the morphology and morphometry of avian oviduct. *Indian Vet. J., 76* : 1115-1116.

Nickel, R.; Schummer, A. e Seiferle, E. (1977). Anatomia das aves domésticas. Verlag Paul Parey, Berlim, Humburg, pp. 75-81.

Parida, S.; Ramesh Geeta; Siva Kumar, M. e Vijaragavan, C. (2000). Histological observations on the infundibulum of Japanese quail *(Coturnix coturnix japanica). Indian J. Vet. Anat.,* **12**(1) : 62-68.

Parida, S.; Sivakumar, M.; Ramesh, Geetha e Vijayaragavan, C. (2001). Estudo histomorfológico e histoquímico do ovário em codornizes japonesas (*Coturnix caturnix Japanica*). *Indian J. Vet. Anat.*, **12** (1) : 69-75.

Parida, S. e Vijayaragavan, C. (1992). Histogénese do ovário na codorniz japonesa *(Coturnix coturnix japanica). Indian J. Vet. Anat.,* **4** : 197-198.

Priedkalns, J. (1993). Sistema reprodutor feminino. In: *Text book of Veterinary Histology.* Dellmann, H.D. (eds.), Lea and Febiger, Philadelphia, pp. 233254.

Rao Chandrashekhara, T.S. e Vijayaragavan, C. (1999a). Estudos microanatómicos sobre o ovário do pato doméstico *(Anas boschas domesticus). Indian J. Vet. Anat.,* **11** (2) : 128-132.

Rao Chandrashekhara, T.S. e Vijayaragavan, C. (1999b). Histochemical studies on the ovary of the domestic duck (*Anas boschas domesticus*). *Indian J. Vet.* Anat., **11** (2) : 139-142.

Rao Chandrasekhara, T.S. e Vijayaragavan, C. (2000). Estudos microanatómicos sobre a glândula de transição e a glândula hospedeira do pato doméstico (*Anas boschas domesticus).* Indian *J. Vet.*

Anat., **12** (1) : 81-85.

Romanoff, A.L. e Romanoff, A.J. (1949). In : *Histology of the fowl.* Academic Press INC Ltd., Londres, NW1, pp. 359, 261 e 371.

Richardson, K.C. (1935). Sistema genital feminino. In: *The Histology of the fowl.* Hodges, R.D. (eds.), 1974, Academic Press, INC Ltd., 24-28, Oval Road, Landon, NW1 PP. 354-355 e 362.

Salvi, P.V. (1978). Meat production and public health in advance in meat research. J.B. Khot, Sherikov, A.T.; Jayarao, B.M. e Pillai, S.R. (eds.), Red and Blue cross Publishers, Bombaim-13.

Sarma Kamal e Sarma, M. (2001). Age-related changes in the avian oviduct. Um estudo morfológico e morfométrico. *Indian Vet. J.,* **78** : 861-862.

Sarma, e Duda (1986). The fine structure and height of mucosal fold in magnum in domestic fowl. *Indian J. Poult. Sci., **21*** : 49.

Singh, R.A. (1981). Poultry Production. 3rd edn., Kalyani Publisher, New Delhi. Pp. 30.

Singh, U.B. e Sulochana, S. (1997). Handbook of histological and histochemical technique (Manual de técnicas histológicas e histoquímicas). Premier Publishing House, Kothi, Hyderabad. Pp. 1-42.

Sisson, S. e Grossman, J.D. (1953). The anatomy of the Domestic animals. 4th edn. Revised. Vol. 2, W.B. Saunders Co., Philadelphia and London.

Snedecor, G.W. e Cochran, W.G. (1994). *Statistical Methods.* 8th edn. Iowa State Univ. Press, Ames, Iowa.

Sturkie, P.D. (1965). Avian Physiology. 2nd edn., Capítulo 15, Cornell University Press, Ithaca, N.Y.

Sturkie, P.D. e Mueller, W.J. (1976). Avian Physiology. 4th edn., Springer Verlag, Nova Iorque, Berlim, Heidelberg, Tóquio; Capítulo 16, pp. 303-306.

Surface, F.M. (1912). The histology of the oviduct of the domestic hen. *Bull. Main Agric. Expt. Sat.,* **206** : 397-430.

Wyburn, G.M.; Aitken, R.N.C. e Johnston, H.S. (1965). The ultrastructure of the zona radiata of ovarian follicle of the domestic fowl. *J. Anat., **99*** : 469-484.

Wyburn, G.M.; Johnston, H.S.; Draper, M.H. e Davidson, M.F. (1970). *Q. J. Expt. Physiol.,* **55** : 212.

Zaman, G.U. (1997). Animal Industry. *The Veterinarian,* **21** : 7-14.

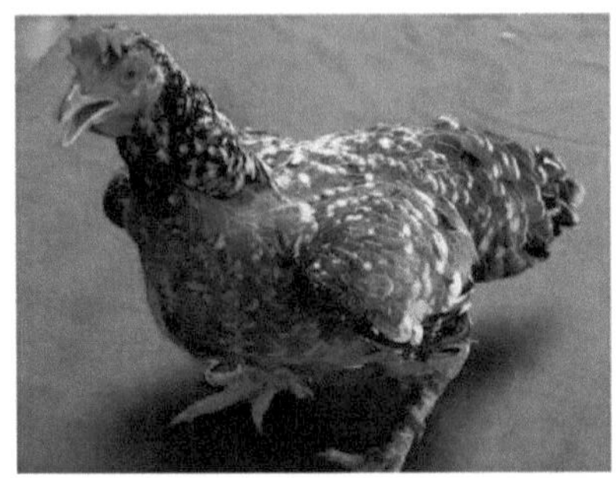

FIG. 4.1. FOTOGRAFIA DE UMA GALINHA INDÍGENA ADULTA DE ASSAM

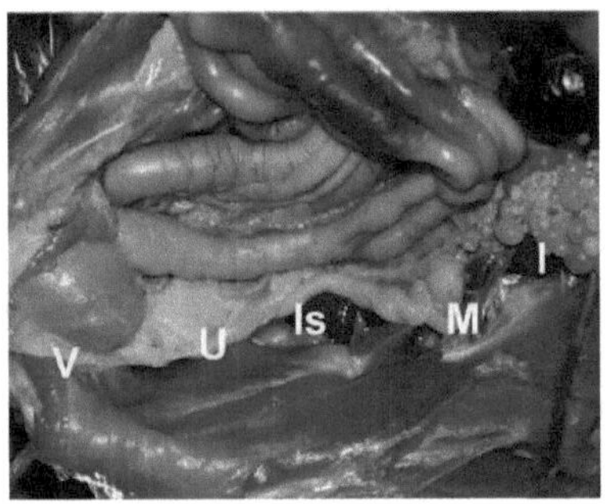

FIG. 4.2. FOTOGRAFIA QUE MOSTRA A POSIÇÃO TOPOGRÁFICA RELATIVA DO OVÁRIO (O), INFUNDIBULUM (I), MAGNUM (M), ISTHMUS (Is), ÚTERO (U) E VAGINA (V)

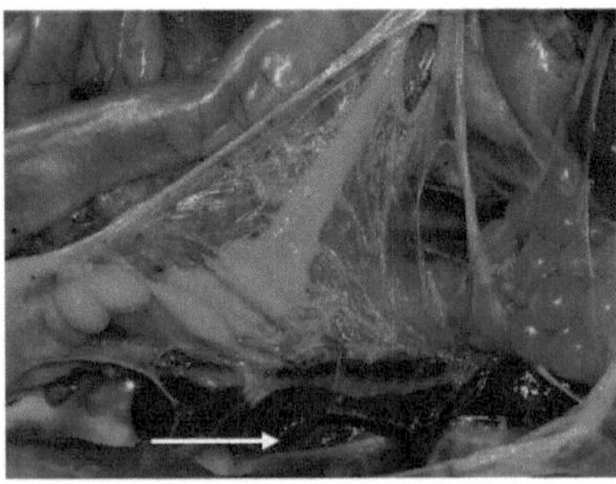

FIG. 4.3. FOTOGRAFIA MOSTRANDO A POSIÇÃO TOPOGRÁFICA DO SISTEMA GENITAL FEMININO COM O RIM(→) E OUTRAS VÍSCERAS.

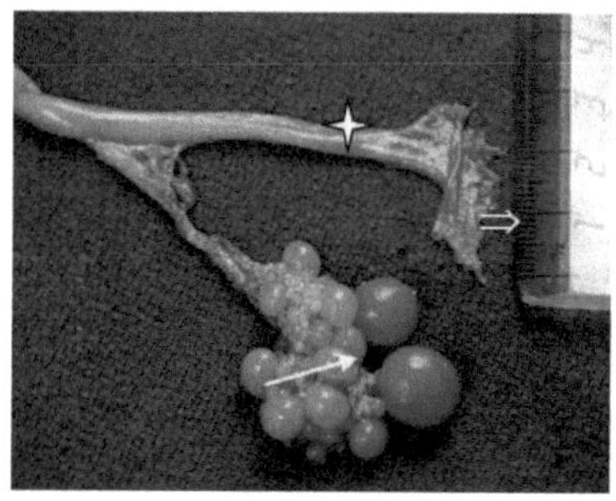

FIG. 4.4. FOTOGRAFIA DE FOLÍCULOS COM OVÁRIO (→), FUNIL (=>) E PARTE TUBULAR (*) DO INFUNDÍBULO

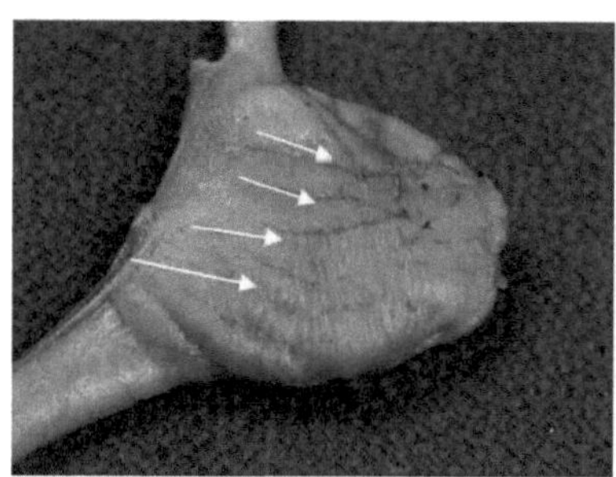

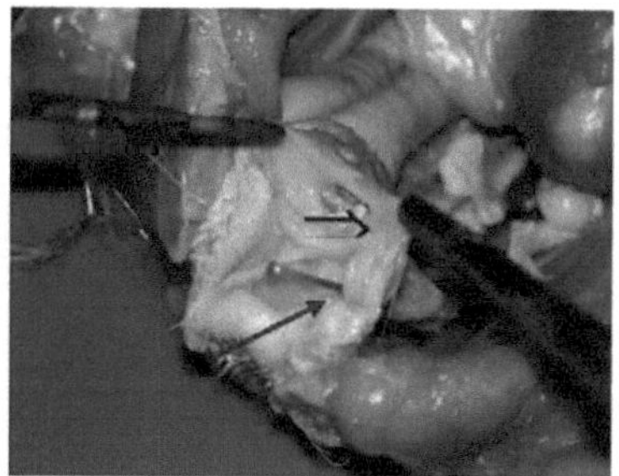

FIG. 4.5

FIG. 4.6

FIG. 4.5. FOTOGRAFIA DO ÚTERO DE UMA GALINHA ADULTA MOSTRANDO UMA FISSURA TRANSVERSAL POUCO PROFUNDA (→) NA
SUPERFÍCIE EXTERNA.

FIG. 4.6. FOTOGRAFIA MOSTRANDO O
ABERTURA DA VAGINA (→(URODEUM), RECTO (=>) (COPRODEUM) NA CÂMARA CLOACAL,.

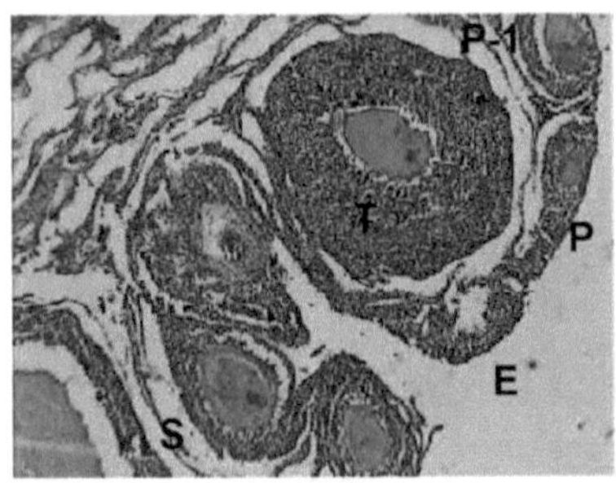

FIG. 4.8. FOTOMICROGRAFIA DO OVÁRIO MOSTRANDO O EPITÉLIO DE SUPERFÍCIE (E). FOLÍCULOS PRIMORDIAIS (P), FOLÍCULOS PRIMÁRIOS (P-1), FOLÍCULOS SECUNDÁRIOS (S),

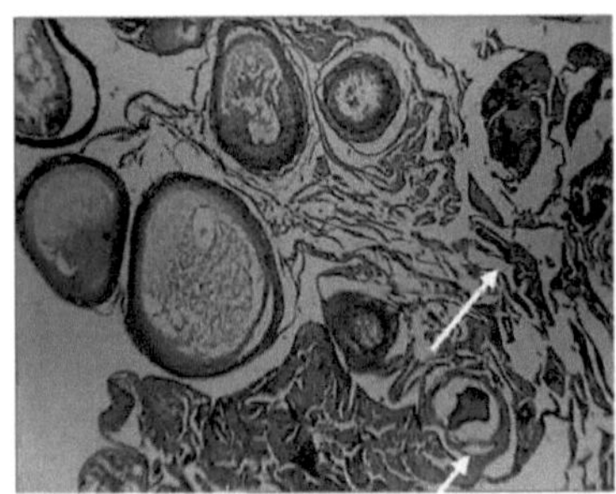

FIG. 4.9. FOTOMICROGRAFIA DO OVÁRIO MOSTRANDO A PRESENÇA DE FIBRAS DE COLAGÉNIO (→) NO CÓRTEX DO OVÁRIO.

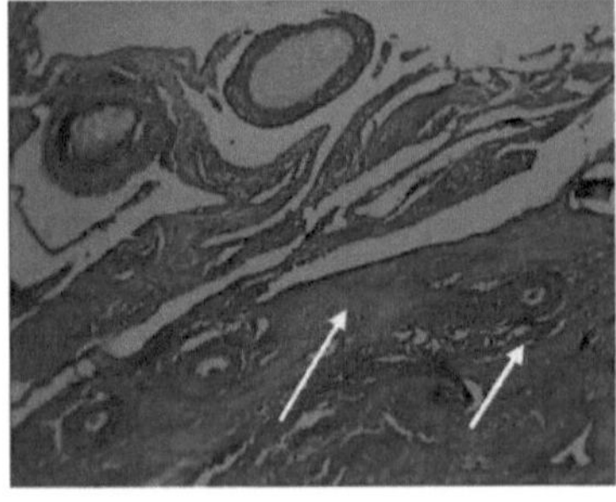

FIG. 4.10. FOTOMICROGRAFIA DE OVÁRIO MOSTRANDO FIBRAS ELÁSTICAS (→) NA MEDULA DO OVÁRIO E VASOS SANGUÍNEOS.

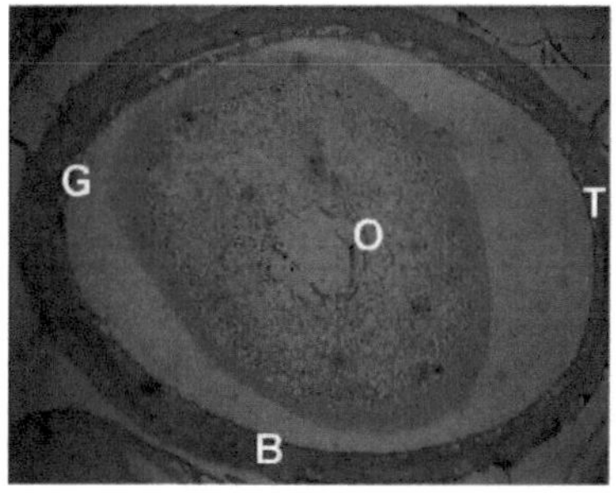

FIG. 4.11. FOTOMICROGRAFIA DE OVÁRIO MOSTRANDO REACÇÃO PAS POSITIVA NA MEMBRANA BASAL (B), CÉLULAS GRANULOSAS (G), TECA INTERNA (T) E CITOPLASMA DO OÓCITO (O). H & E X40.

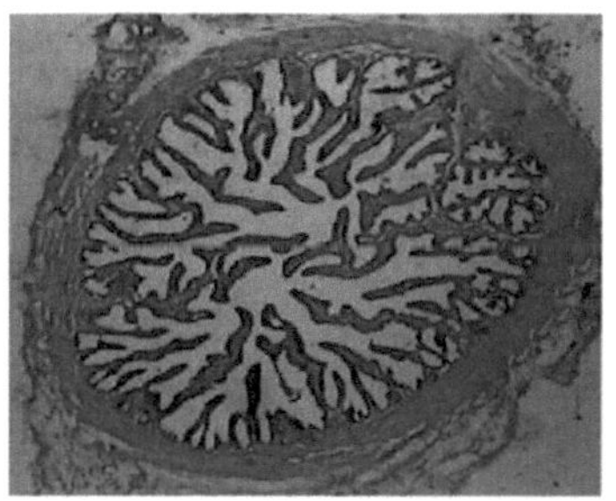

FIG. 4.12. FOTOMICROGRAFIA DO INFUNDÍBULO DE UMA GALINHA INDÍGENA MOSTRANDO A PRESENÇA DE PREGAS PRIMÁRIAS, SECUNDÁRIAS E TERCIÁRIAS. H & E X10

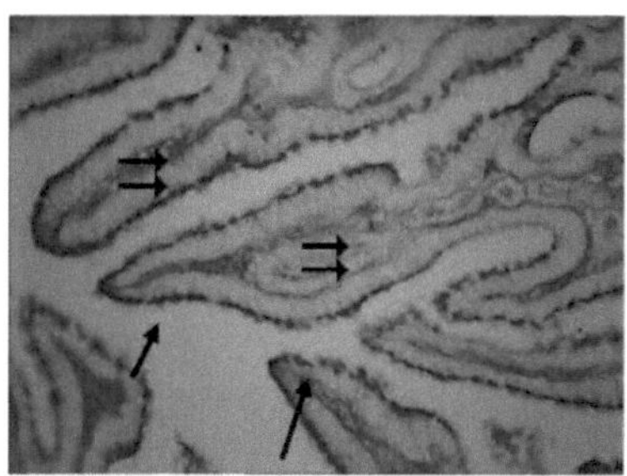

FIG. 4.13. FOTOMICROGRAFIA DO INFUNDÍBULO PAS REACÇÃO POSITIVA (→ NA PARTE APICAL DO EPITÉLIO DE REVESTIMENTO. (=>) CENTRO DA PREGA. PAS X40.

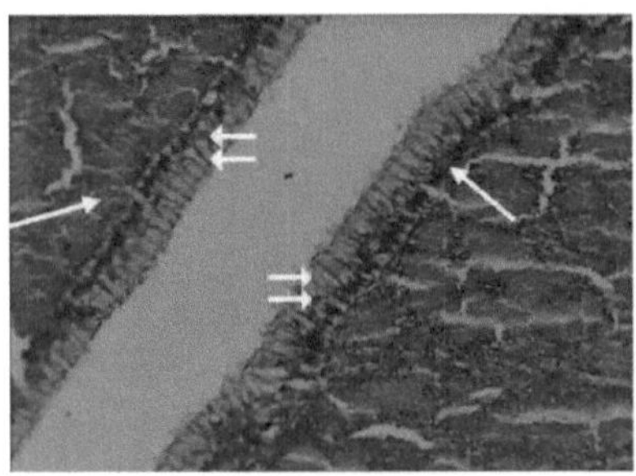

FIG. 4.14. FOTOMICROGRAFIA DO MAGNO MOSTRANDO EPITÉLIO COLUNAR CILIADO SIMPLES (=>) COM NÚCLEOS BASAIS (→). H & E X40

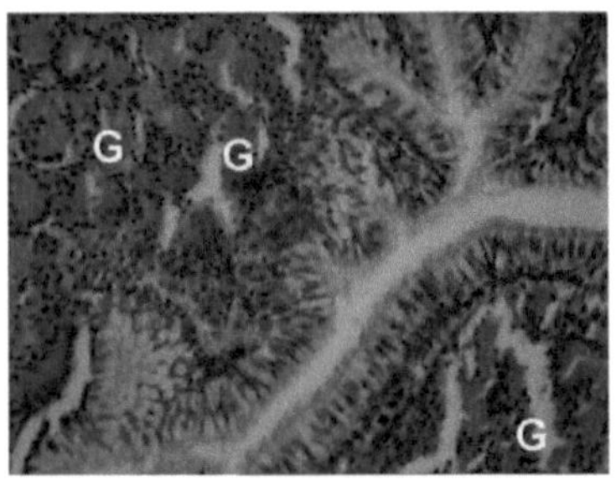

FIG. 4.15. FOTOMICROGRAFIA DE MAGNUM MOSTRANDO A PRESENÇA DE GLÂNDULAS TUBULARES RAMIFICADAS (G) NA LÂMINA PRÓPRIA-SUBMUCOSA. H & E X40

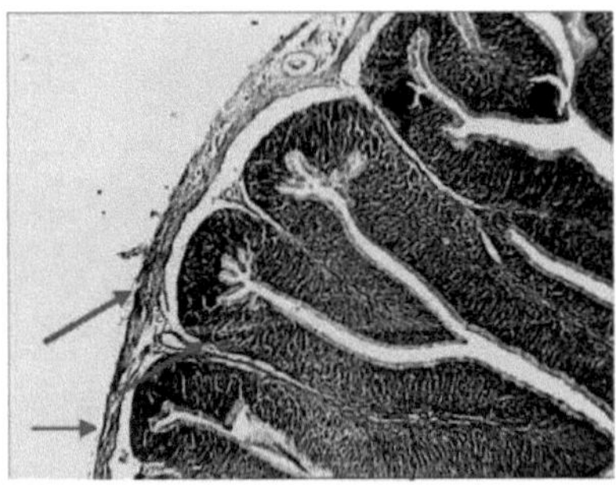

FG. 4.16. FOTOMICROGRAFIA DO MAGNUM MOSTRANDO A PRESENÇA DE FIBRAS RETICULARES (→) NO CENTRO DAS PREGAS, TÚNICA MUSCULAR E TÚNICA SEROSA

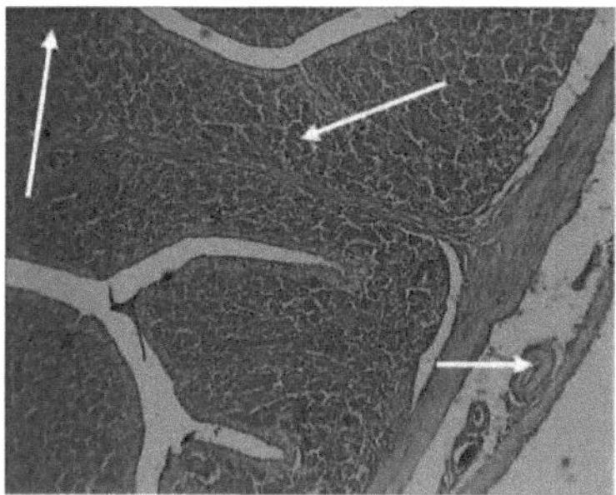

FIG. 4.17. FOTOMICROGRAFIA DO MAGNUM MOSTRANDO A PRESENÇA DE FIBRAS ELÁSTICAS (→ NA LÂMINA PRÓPRIA-SUBMUCOSA, NO CENTRO DAS PREGAS E NOS VASOS SANGUÍNEOS.

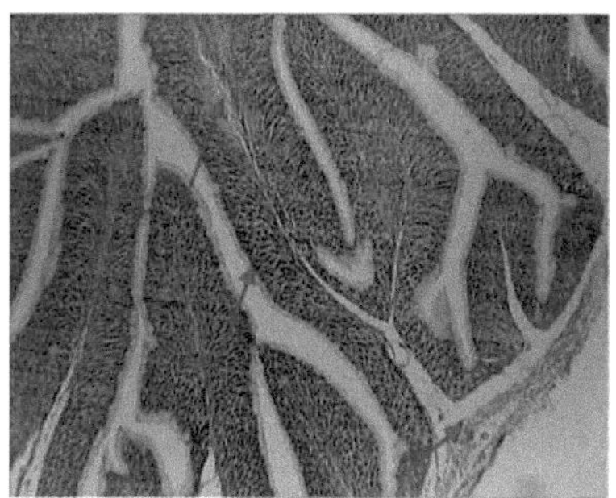

FIG. 4.18. FOTOMICROGRAFIA DE MAGNUM MOSTRANDO A PRESENÇA DE FIBRAS DE COLAGÉNIO (→) NO EPITÉLIO DE REVESTIMENTO DAS PREGAS CENTRAIS, NA LÂMINA PRÓPRIA E NAS CAMADAS MUSCULARES DA SUBMUCOSA.

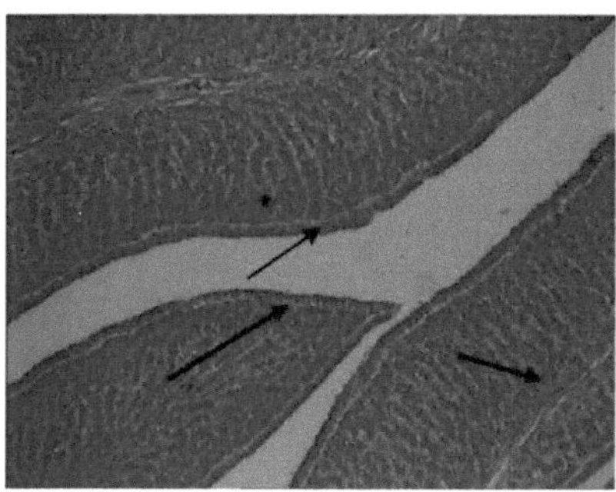

FIG. 4.19. FOTOMICROGRAFIA DE MAGNUM MOSTRANDO REACÇÃO POSITIVA DE PAS EM → EPITÉLIO DE REVESTIMENTO, GLÂNDULAS TUBULARES RAMIFICADAS E LÂMINA PRÓPRIA - SUBMUCOSA.

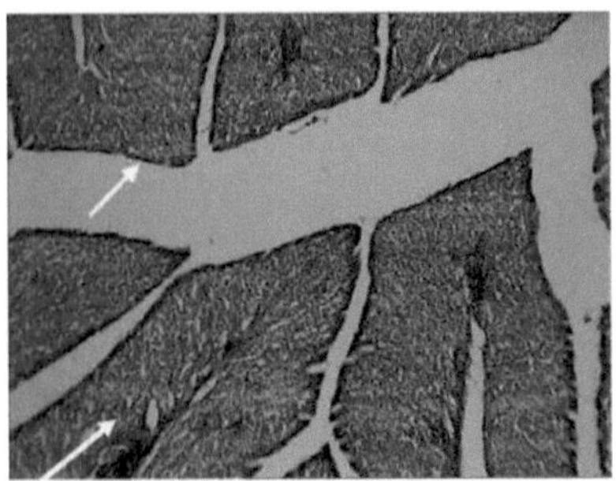

FIG. 4.20. FOTOMICROGRAFIA DO ISTMO MOSTRANDO EPITÉLIO COLUNAR CILIADO SIMPLES (→), PREGA PRIMÁRIA.

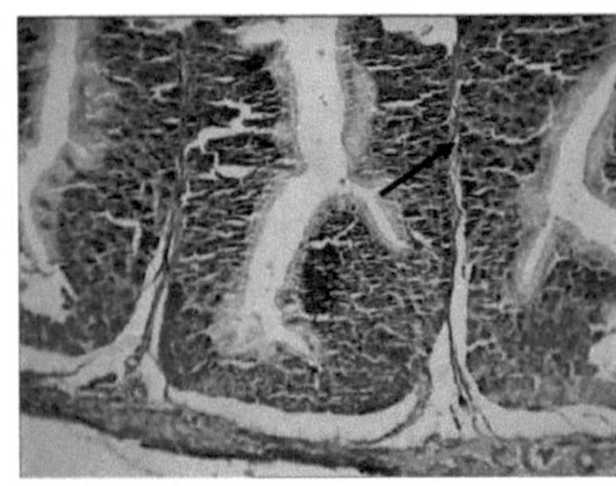

FIG. 4.21. FOTOMICROGRAFIA DO ISTMO MOSTRANDO A PRESENÇA DE FIBRAS DE COLAGÉNIO (→) NAS CAMADAS DA LÂMINA PRÓPRIA-SUBMUCOSA, TÚNICA MUSCULAR E TÚNICA SEROSA, X40

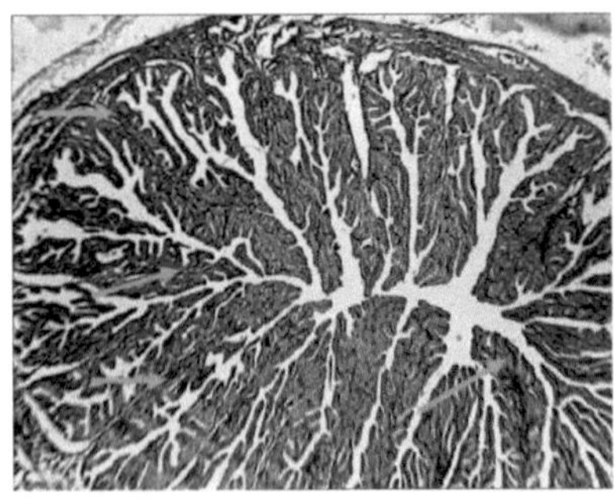

FIG. 4.22 FOTOMICROGRAFIA DO ISTMO MOSTRANDO A PRESENÇA DE FIBRAS RETICULARES (→) NA SUBMUCOSA DA LÂMINA PRÓPRIA, NO CENTRO DAS PREGAS E NA CAMADA DA TÚNICA MUSCULAR.

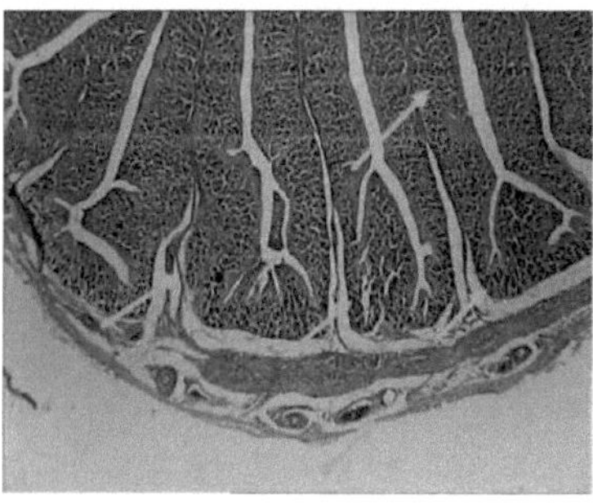

FIG. 4.23. FOTOMICROGRAFIA DO ISTMO MOSTRANDO A PRESENÇA DE FIBRAS ELÁSTICAS (→) NA LÂMINA PRÓPRIA DA SUBMUCOSA, NO CENTRO DAS PREGAS, NA CAMADA DA TÚNICA MUSCULAR.

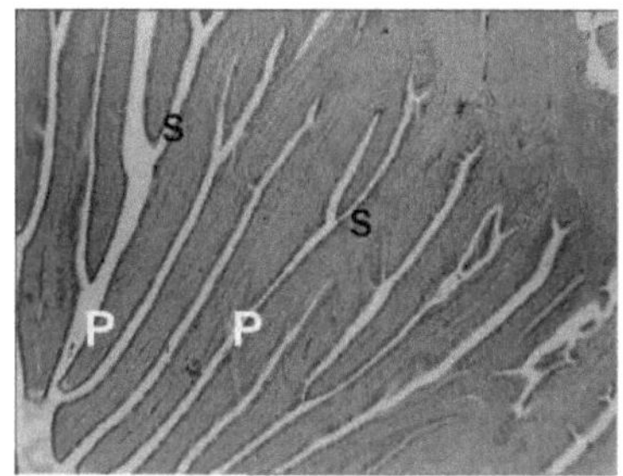

FIG. 4.24. FOTOMICROGRAFIA DE ÚTERO DE GALINHA MOSTRANDO A PRESENÇA DE PREGAS PRIMÁRIAS (P) E SECUNDÁRIAS (S) EM FORMA DE FOLHA. H & E X10.

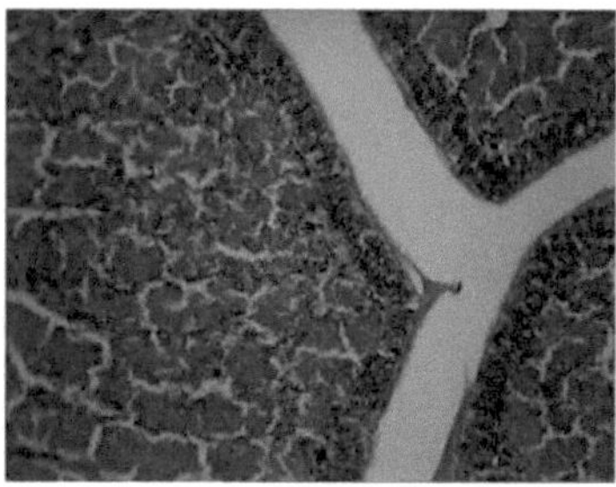

FIG. 4.25. FOTOMICROGRAFIA DE ÚTERO MOSTRANDO EPITÉLIO COLUNAR PSEUDO-ESTRATIFICADO CILIADO E GLÂNDULAS TUBULARES (G) . H & E X40.

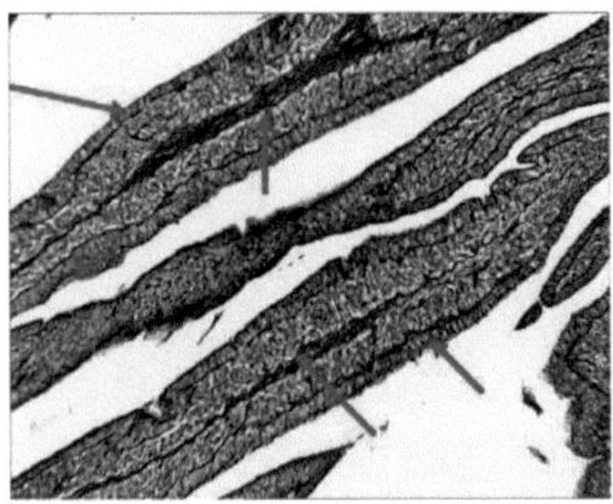

FIG. 4.26. FOTOMICROGRAFIA DO ÚTERO MOSTRANDO A PRESENÇA DE FIBRAS RETICULARES (→) NO CENTRO DA PREGA, LÂMINA PRÓPRIA-SUBMUCOSA.

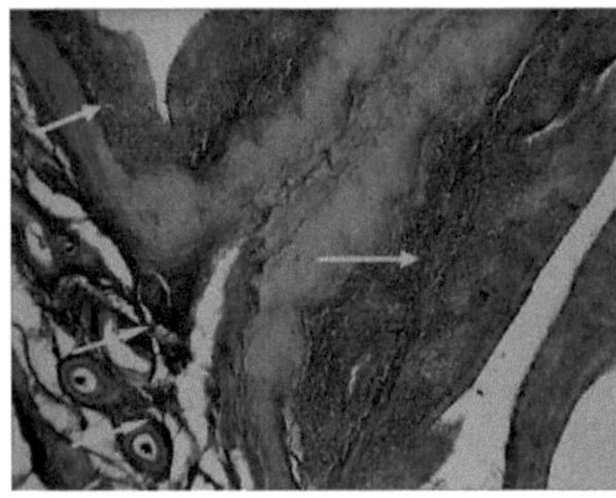

FIG. 4.27. FOTOMICROGRAFIA DO ÚTERO MOSTRANDO A PRESENÇA DE FIBRAS ELÁSTICAS (→) NOS VASOS SANGUÍNEOS, LÂMINA PRÓPRIA-SUBMUCOSA, CENTRO DAS PREGAS, CAMADA DA TÚNICA MUSCULAR

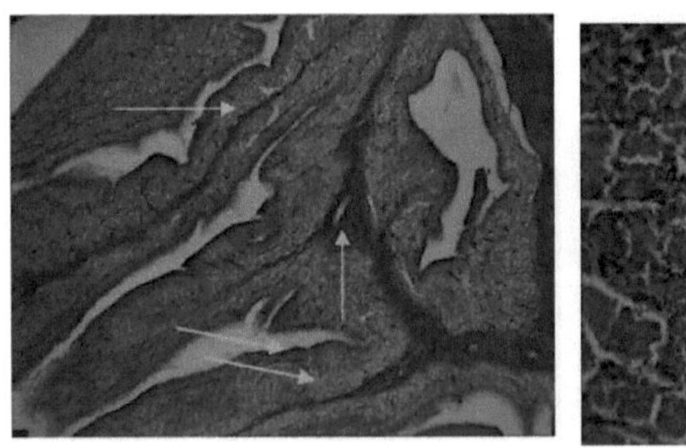

FIG. 4.28

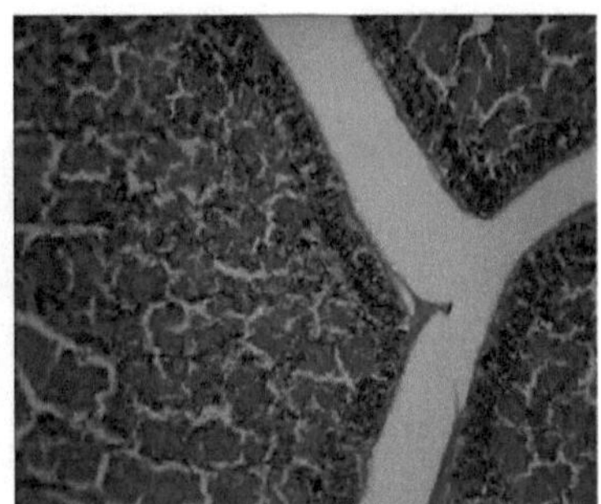

FIG. 4.29

FIG. 4.28. FOTOMICROGRAFIA DE ÚTERO MOSTRANDO A REACÇÃO PAS POSITIVA INTENSA (→) NO CENTRO DO EPITÉLIO DE REVESTIMENTO DAS PREGAS. X40.

FIG. 4.29. FOTOMICROGRAFIA DE VAGINA DE GALINHA MOSTRANDO EPITÉLIO COLUNAR PSEUDO-ESTRATIFICADO CILIADO-(→) GLÂNDULAS TUBULARES RAMIFICADAS (G). H & E X40.

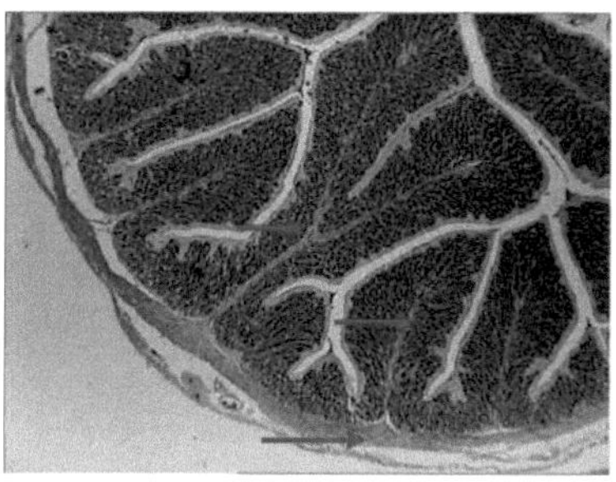

FIG. 4.30. FOTOMICROGRAFIA DA VAGINA MOSTRANDO A PRESENÇA DE FIBRAS DE COLAGÉNIO (→) NO CENTRO DAS PREGAS, DA LÂMINA APROPRIA-SUBMUCOSA E DA CAMADA DA TÚNICA MUSCULAR.

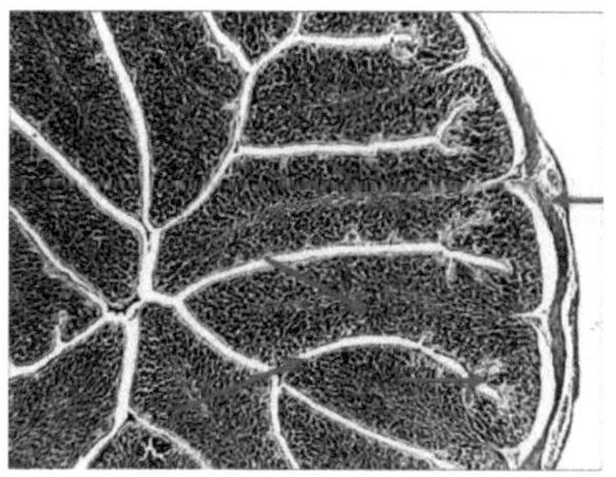

FIG. 4.31. FOTOMICROGRAFIA DA VAGINA MOSTRANDO A PRESENÇA DE FIBRAS RETICULARES NO CENTRO DAS PREGAS, LÂMINA PRÓPRIA DA SUBMUCOSA, TÚNICA MUSCULAR

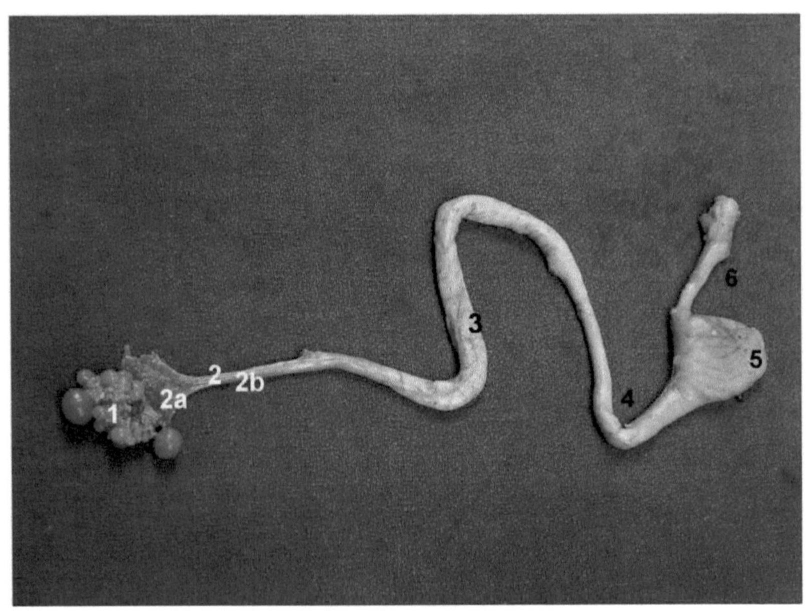

FIG. 4.7. FOTOGRAFIA DO SISTEMA GENITAL FEMININO DE UMA AVES ÍNDIA ADULTA (ASSAM) MOSTRAR O OVÁRIO (1), INFUNDIBULUM (2), PARTE FUNNEL (2a), PARTE TUBULAR (2b), MAGNUM (3), ISTHMUS (4), ÚTERO (5), VAGINA (6).

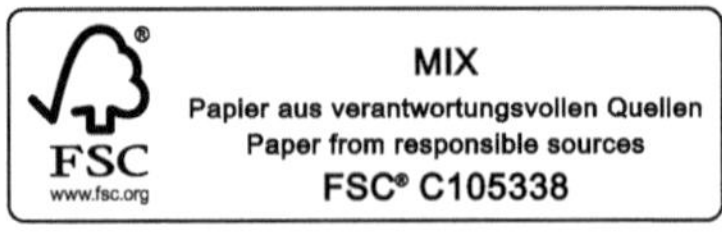

Printed by Books on Demand GmbH, Norderstedt / Germany